止身體的癢

正視皮膚搔癢的健康警訊，
擺脫越抓越癢的|惡|性|循|環！

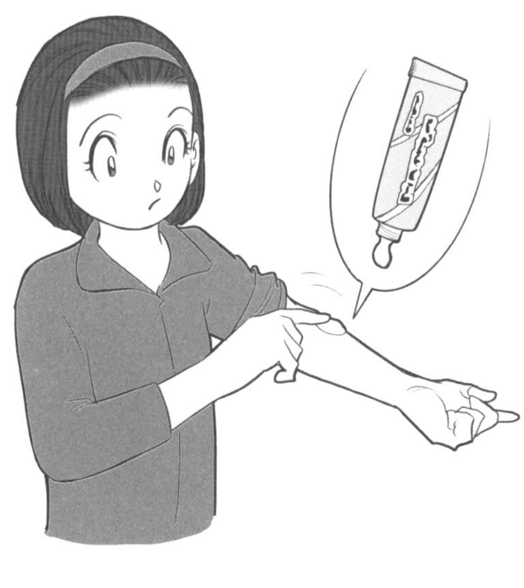

小林皮膚科醫院院長 **小林美咲** 監修

前言

搔癢的原因，是因為你已經抓到上癮，再加上「3大不良習慣」!?

你是不是正因為皮膚「粗糙」、「紅腫」，甚至是「成人異位性皮膚炎」，導致平時飽受「搔癢」所苦呢？無論有多癢，你是否仍心想「只不過是皮膚癢，沒必要上醫院求診」，或認為「癢不是什麼要人命的症狀」，於是忍耐著不去看醫生呢？

與疼痛相較之下，搔癢的確不會讓人以為是什麼重大疾病，似乎也沒必要如此緊張，因而容易被輕忽。但慢性、或難以治癒的搔癢，可是相當難受的自覺症狀。事實上在皮膚科最多病患反應的症狀，就是搔癢。

搔癢是種非常不可思議且特殊的皮膚感覺。當我們感到發癢時，就會想藉由「搔抓」、「拍打」、「摩擦」、「捏搓」等刺激皮膚的行為來擺脫搔癢。這類行為被稱之為「搔抓行為」，將陷入越抓越癢的「搔癢惡性循環」當中。

搔癢被定義成「會引發搔抓衝動的不適感覺」，最大特徵即為伴隨著搔抓行為。搔抓行為會使皮膚損傷，導致皮膚病惡化。此外，即便皮膚沒有異常，有時也會引發搔抓行為。

我是名精神皮膚科醫師，藉由長時間與患者面對面進行診療，投入「異位性皮膚炎與搔抓行為」的相關研究，發現當人一有壓力時，即便皮膚不發癢，有時也會開始搔抓身體的某個部位，換言之，「心癢」也會引發搔抓行為。當你習慣這種行為後，抓上癮的情形將日漸加劇，演變成所謂的「成癮性搔抓行為」，而這樣的行為將引發各種皮膚病的發作、甚至惡化。

想要維持皮膚健康，就要先了解會使得皮膚損傷的「3大不良習慣」——也就是「不注重清潔」、「長時間摩擦」、「未保持乾燥」。

本書將為大家簡單解說皮膚發癢之謎及機制、會引發搔癢的皮膚病、保護皮膚的正確保養方式……。只要先理解搔癢的機制，就懂得如何去控制，然後再從自己做得到的地方開始改善。倘若這本書能幫助更多飽受搔癢之苦的人，我將備感榮幸。

小林皮膚科醫院院長　小林美咲

前言……2
令人困擾的皮膚問題　搔癢會在什麼情況下出現？……10
各種皮膚問題……16

第1章 搔癢是引發「搔抓衝動」的不適感覺

●發癢之謎

搔癢是皮膚出現異常的信號，搔抓是保護身體的本能……18
搔抓行為會使大腦內分泌出多巴胺，帶來快樂的成功報酬!?……20
搔癢與輕微疼痛非常相似！……22
皮膚會反映內臟狀態！發出異常信號是內臟疾病的警訊!?……24
皮膚是用來辨識內心的氣壓錶，幫助了解自己現在的心理狀態！……26

●搔癢的機制

搔癢可分為末稍性及中樞性2種……28
搔抓後皮膚會發生什麼變化？……30
皮膚會越抓越癢，陷入惡性循環……32

●搔抓行爲

緊張或壓力大時就會抓一抓的「強迫性皮膚搔抓症」……34
成癮性搔抓行為演變成消除壓力的方式……36

COLUMN 1

爲什麼吃太多草莓會發癢？……38

第2章
詳細解說！皮膚的構造與功能

●皮膚的構造

表皮、真皮、皮下組織……皮膚是「人體最大的器官」……40

皮膚將全身包覆起來，以保護肌肉、神經及血管……42

皮脂腺製造過多潤澤皮膚的皮脂，是導致青春痘的原因！……44

1天可分泌約1公升汗水，調節體溫不可或缺的汗腺……46

指甲會保護指尖，以便步行及從事精密作業……48

●皮膚的功能

皮膚為高感度感應器，可以接收看不見的訊息!?……50

皮膚在新陳代謝「週轉更新」下，以約28天為週期汰舊換新……52

角質層的「防禦功能」，可以防止外來刺激並維持內部水分……54

角質層的3大保濕要素……56

藉由免疫系統向細菌、病毒及癌細胞展開攻擊……58

●皮膚功能的異常

防禦功能受損，演變成粗糙緊繃的乾燥肌……60

防禦功能受損嚴重時，會變成對所有刺激都容易起反應的敏感肌……62

免疫系統反應過度或認知混淆時，將引發過敏現象……64

會對特定物質過敏的人，就是免疫系統有問題……66

●皮膚與自律神經
因為常在菌的正常運作，我們才能維持弱酸性的健康皮膚……68
常在菌失調時，皮膚就會出現問題……70
所有的生理活動，皆由自律神經24小時持續控管……72
自律神經容易受情緒及壓力影響……74
誘發搔抓行為、使皮膚症狀惡化的壓力來源……76
COLUMN 2 在工作上常碰水的人，是雙手粗糙的罪魁禍首……78

第3章 搔癢隨之而來！常見的12種皮膚病

●蚊蟲叮咬
需留意帶病毒或原蟲等病原體的蚊子！……80
被蜜蜂叮後，有時會因過敏性休克而死亡……82
●足癬
男女老幼都可能感染，不知不覺中發病的皮膚癬……84
●體癬
容易感染但不易治癒的新型皮膚癬!?……86
●乾皮症
不理會乾燥肌，將招致搔癢症及皮脂缺乏性濕疹……88
●接觸性皮膚炎
周遭的所有物質都可能導致皮膚紅腫……90
因貼布上的藥劑所引發的接觸性皮膚炎……92

●痱子　在夏季酷熱及節電風潮影響下，「成人痱子」與日俱增……94
●傳染性膿痂疹　四處飛散的黃水瘡需儘速接受治療！……96
●自體敏感性皮膚炎　當身體局部出現嚴重濕疹時，搔抓會使濕疹擴散全身……98
●蕁麻疹　發癢及出疹在24小時內即會消失的暫時性皮膚病……100
●頭皮問題　頭皮屑雖然不是病，但是有時恐導致掉髮或頭髮稀疏……102
●痤瘡　成人痘會惡化，原因出在過度保養及壓力!?……104
●成人異位性皮膚炎　皮膚防禦功能下降，與不規律的生活習慣及壓力有關……106
發現自己有搔抓行為後，在搔抓前就應改變行為模式……108
COLUMN 3　透過搔抓行爲筆記發覺成癮性搔抓行爲……110

第4章　皮膚科的治療方式與類固醇外用藥的用法

●求診　出現搔癢及出疹時，應至皮膚科求診……112
●診療、檢查　向醫師正確告知皮膚出現症狀的時間及原因……114

特定過敏原的血液檢測只能當作參考……116

●治療方針
控制皮膚問題的3種主要治療方式……118

●藥物療法
類固醇用藥可有效抑制搔癢及發炎現象……120
別再誤解類固醇外用藥，正確使用就不可怕！……122
類固醇外用藥不能薄擦，應塗抹充足的份量……124
慢性皮膚問題有時也可併用中藥……128

●搔抓行爲的治療
壓力造成的成癮性搔抓行為，有時也需進行心理治療……130

●搔癢時的緊急處理
冰敷能緩解搔癢感，剪短指甲可解決搔抓問題……132

COLUMN 4
被蚊蟲叮咬的症狀惡化後，有時會演變成自體敏感性皮膚炎……134

第5章 注意「3大不良習慣」！保護皮膚的正確護膚法

●護膚的基本原則
助長搔癢的行為，請注意「3大不良習慣」！……136
皮膚在發出悲鳴!?特別留意「3種過度護膚方式」！……138

●洗臉
別將皮脂及角質完全去除，休假時「什麼都不做就是在保養」……140

●沐浴
用38～40℃溫水放鬆身心，但是嚴禁泡澡時間過久！……142
洗髮方式……144
洗澡方式……145
洗腳方式……146
後腳跟的保養……147
●保濕
皮膚科開立的保濕藥膏，要視為每天護膚的一環……148
●選擇內衣褲
嚴嚴禁內衣褲或衣物摩擦，請選擇不會刺癢的天然材質！……150
●預防紫外線
預防紫外線全年無休！但是過度防禦並不健康……152
●改善生活習慣
應留意均衡飲食、優質睡眠、適度運動！……154
●消除壓力的方法
深呼吸可放鬆身心……156
後記……158

令人困擾的皮膚問題

搔癢會在什麼情況下出現？

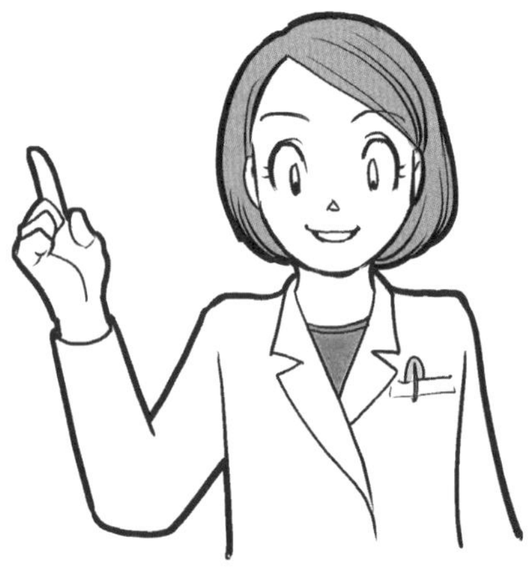

搔癢隨時都會出現嗎？
先來檢查看看吧！

CHECK ①

□ 被蚊子叮咬時會發癢

蚊子在吸血時會注入唾液，對唾液出現的過敏反應就是「蚊蟲叮咬」。每年都會在台灣出現的「登革熱」傳染病，便是其中一個例子。

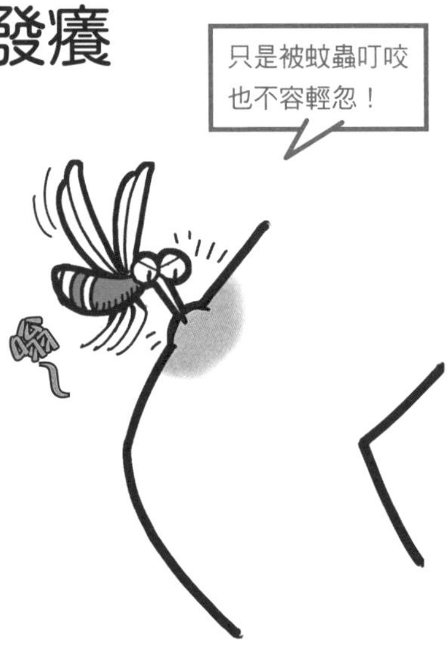

⇒ 80、134頁

CHECK ②

□ 肌膚乾燥時會發癢

皮膚一旦失去潤澤、變成乾燥肌後，就容易感到搔癢，甚至連靜電的刺激也會導致皮膚發癢。化學纖維是容易帶有「負電」的材質，羊毛則容易帶有「正電」，因此同時身穿這 2 種材質的衣物最容易產生靜電。

⇒ 60、88頁

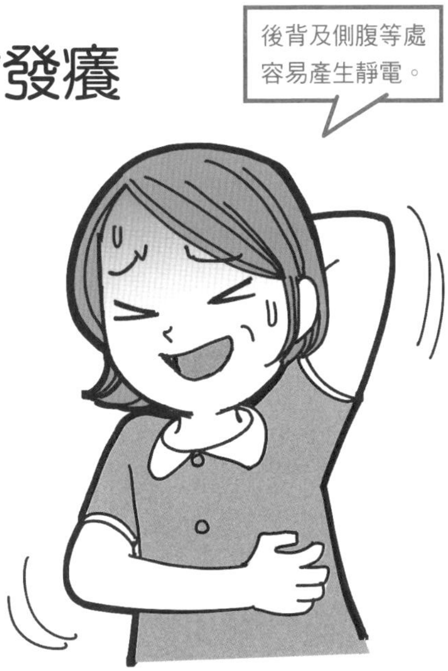
後背及側腹等處
容易產生靜電。

CHECK ③

□ 流汗時會發癢

持續的酷熱天氣，會導致表皮內囤積汗水、造成發炎，因此有越來越多成人飽受「痱子」所惱。此外，還有人會因為汗水中的成分造成刺激，因而引發搔癢或發炎的「濕疹」。

⇒ 46、94頁

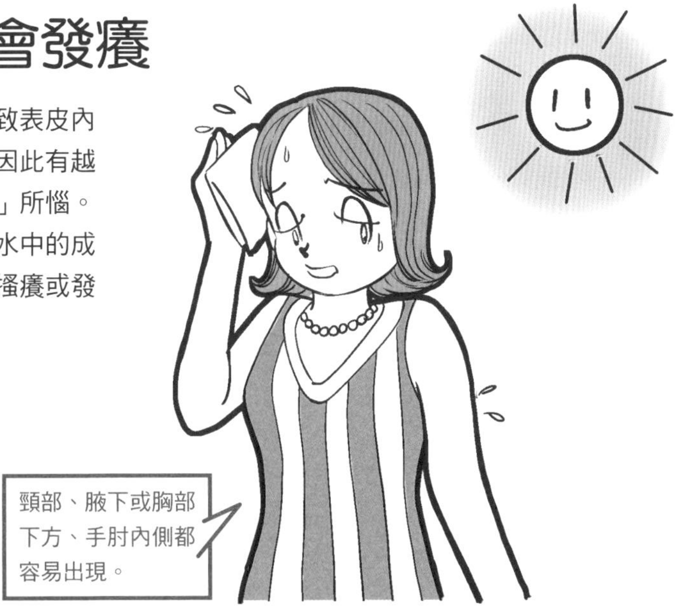
頸部、腋下或胸部
下方、手肘內側都
容易出現。

CHECK ④

□ 穿上內衣時會發癢

在女性中最常見的，就是內衣造成的癢腫現象。包括內衣的鋼圈及肩帶，還有暗釦、布標、蕾絲等等的壓迫或摩擦，都會造成搔癢。有時內褲及生理用品也會導致外陰部出現紅腫現象。

⇒ 90、150頁

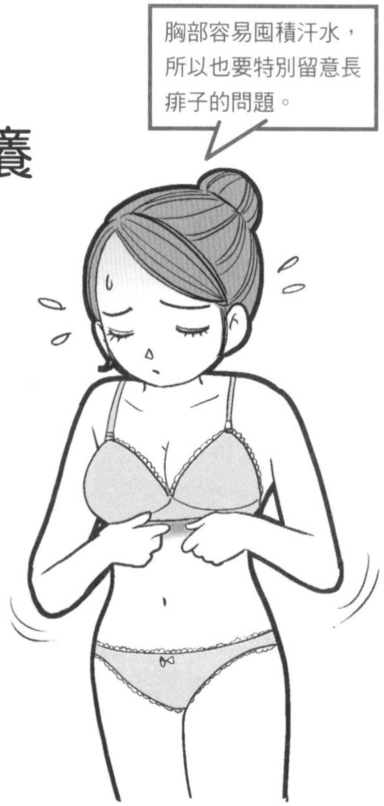
胸部容易囤積汗水，所以也要特別留意長痱子的問題。

CHECK ⑤

□ 月經快來時會發癢

在月經快來時，因為自律神經及免疫系統受到賀爾蒙的變化影響，因而容易出現搔癢、粉刺、肌膚粗糙、青春痘等現象。這些現象大多會在月經開始後好轉。

⇒ 58、72頁

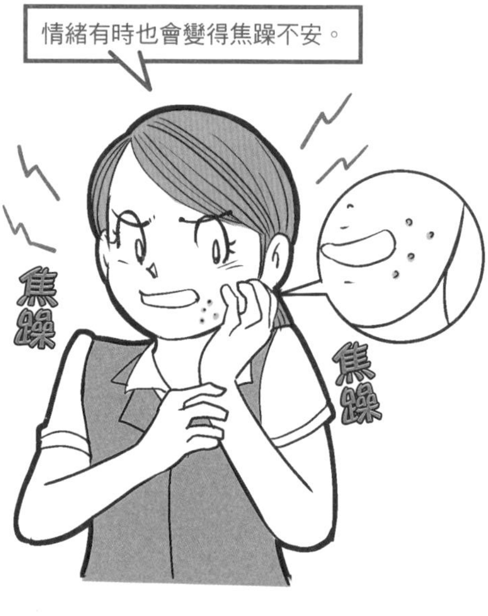
情緒有時也會變得焦躁不安。
焦躁
焦躁

CHECK ⑥

□ 吃完草莓後，嘴巴會發癢

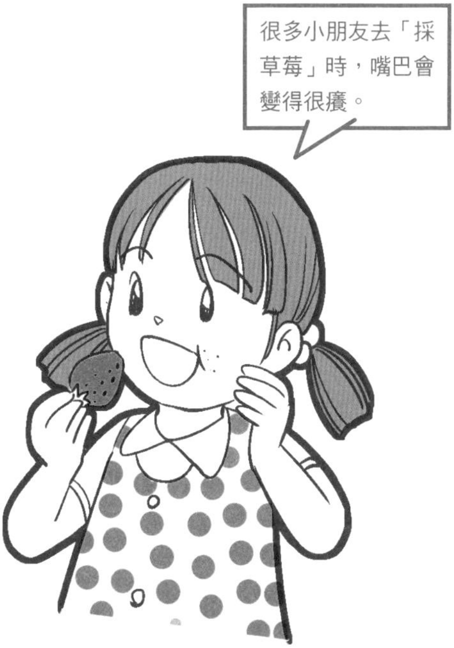
很多小朋友去「採草莓」時，嘴巴會變得很癢。

吃太多草莓時，有些人「嘴巴周圍會變得很癢」、「嘴唇會腫起來」、「舌頭會麻麻的」，這是因為草莓內含許多會造成搔癢的組織胺。吃含有草莓的巧克力時也要特別留意。

⇒ 38、117頁

CHECK ⑦

□ 喝完酒後會發癢

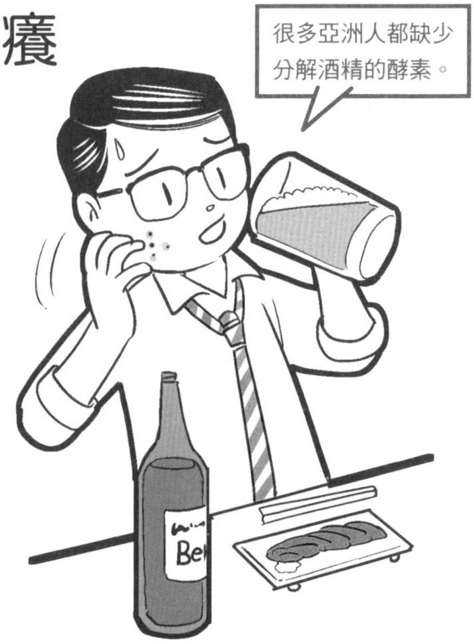
很多亞洲人都缺少分解酒精的酵素。
Be

當酒精進入體內後，會被分解成乙醛、乙酸、水及二氧化碳。一旦分解乙醛的酵素無法發揮作用時，就會引發搔癢、臉紅、頭痛及噁心想吐等症狀。

⇒ 117頁

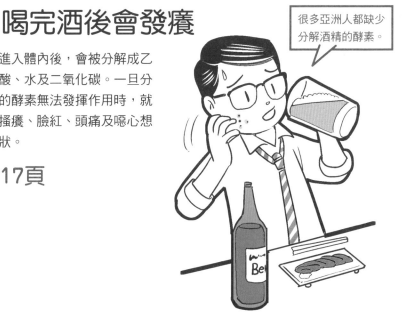

CHECK ⑧

□ 一回到家就會發癢

工作時因為專注或緊張，會忘記搔癢這回事。但是等到不再緊張、心情放鬆下來之後，就容易感覺到發癢。

➔ 72頁

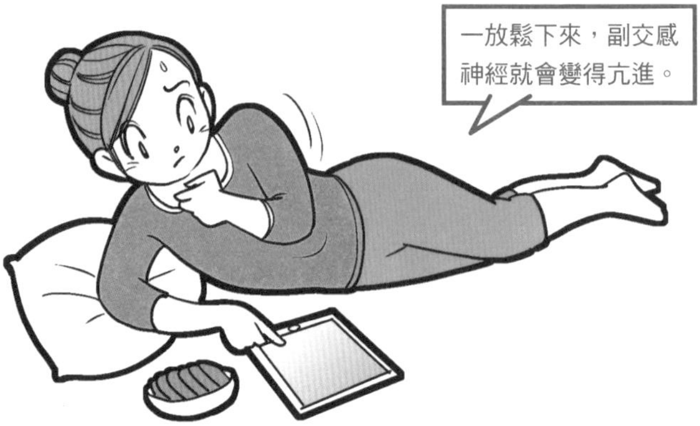
一放鬆下來，副交感神經就會變得亢進。

CHECK ⑨

□ 焦躁不安時會發癢

因為壓力導致神經緊張時，有些人也會感覺搔癢。當交感神經受到過度刺激，導致搔癢的組織胺就會過度分泌，因而引發搔癢現象。

➔ 72頁

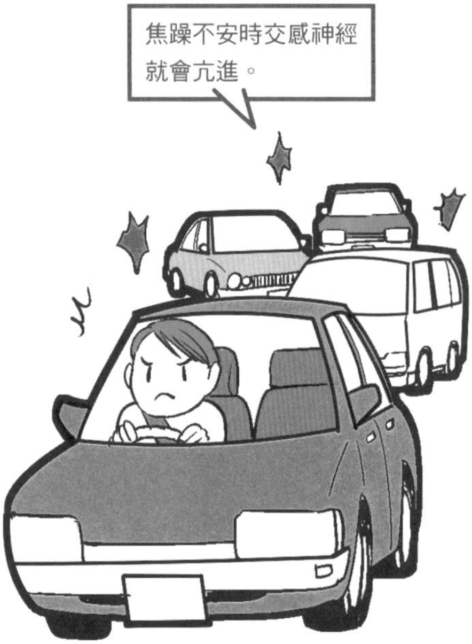
焦躁不安時交感神經就會亢進。

CHECK ⑩

□ 洗完澡後會發癢

入浴後因為體溫上升、或是過度清洗身體等原因，會引起「臉部緊繃」、「身體刺痛」等搔癢現象。這是因為沐浴方式錯誤，導致皮膚變乾了。

➜ 142頁

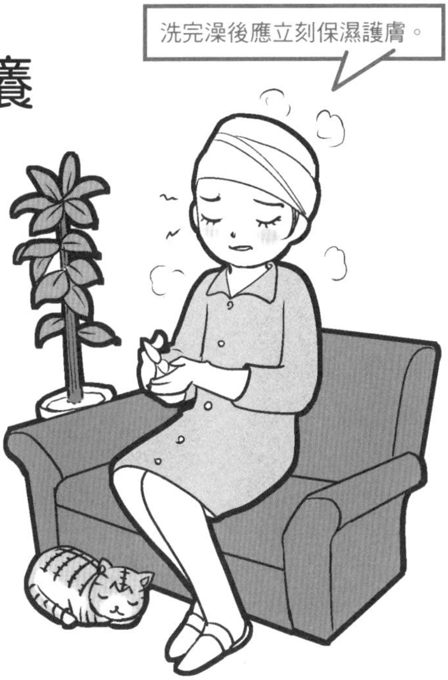
洗完澡後應立刻保濕護膚。

CHECK⑪

□ 鑽進被窩後會發癢

入睡前出現嚴重的搔癢，並不是因為入浴後肌膚乾燥或溫度上升所導致，而是疲勞或壓力所造成。

➜ 72頁

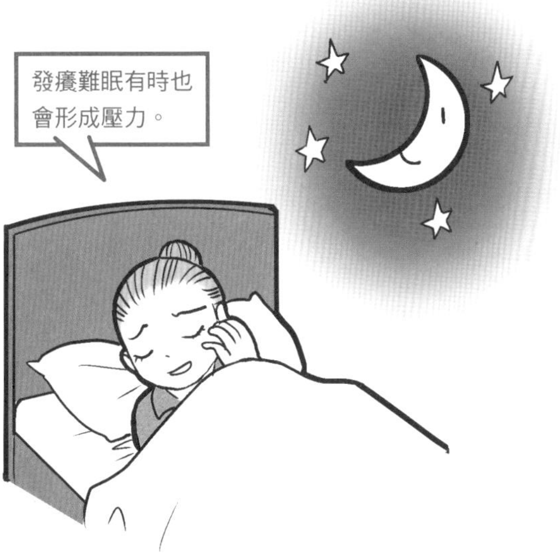
發癢難眠有時也
會形成壓力。

各種皮膚問題

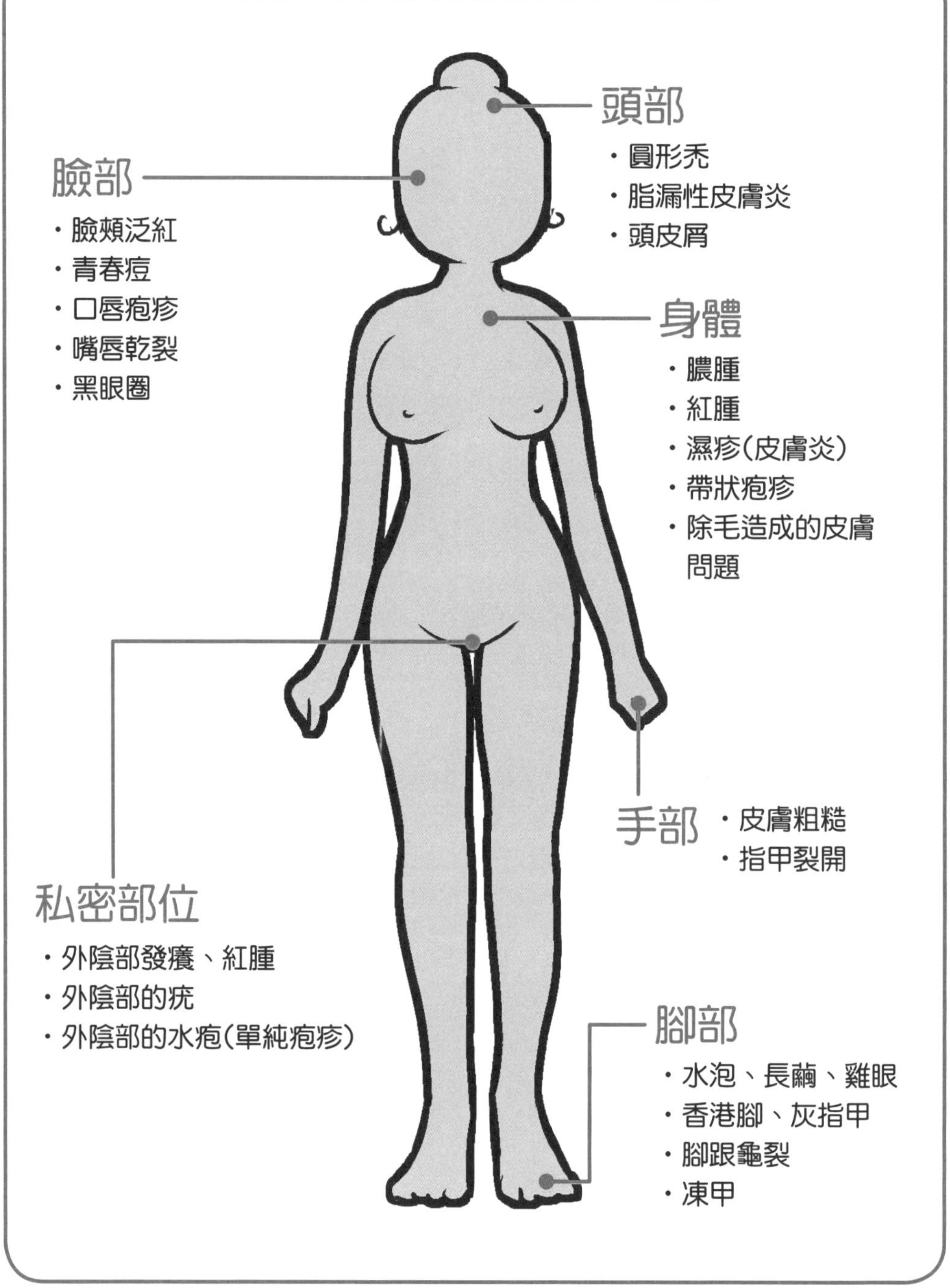
頭部
・圓形禿
・脂漏性皮膚炎
・頭皮屑
臉部
・臉頰泛紅
・青春痘
・口唇疱疹
・嘴唇乾裂
・黑眼圈
身體
・膿腫
・紅腫
・濕疹(皮膚炎)
・帶狀疱疹
・除毛造成的皮膚問題
手部
・皮膚粗糙
・指甲裂開
私密部位
・外陰部發癢、紅腫
・外陰部的疣
・外陰部的水疱(單純疱疹)
腳部
・水泡、長繭、雞眼
・香港腳、灰指甲
・腳跟龜裂
・凍甲

第1章

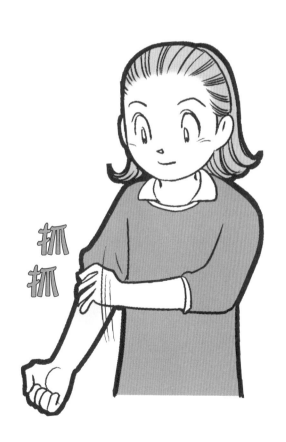

搔癢是引發「搔抓衝動」的不適感覺

搔癢是皮膚出現異常的信號，搔抓是保護身體的本能

好癢好癢……搔癢是種非常惱人的皮膚感覺。

搔癢被定義成「會引起搔抓衝動的不適感覺」，正如此定義所形容的一樣，搔癢的最大特徵，就是會伴隨搔抓皮膚的「搔抓行為」。

那麼，究竟為什麼人在皮膚發癢時，會想去搔抓呢？

原本我們的身體就具備「人體防禦系統」，當會威脅生命的傳染病以昆蟲、有毒物質、跳蚤、寄生蟲、病原體等為媒介攻擊（入侵）身體，使我們出現發癢的感覺時，就會誘發搔抓行為，藉此排除入侵物。

由此可知，搔癢可說是一種為了「讓我們能去除皮膚的異常現象」所發出的信號，而搔抓行為其實是「保護身體」的一種本能。加上搔癢並不會有致命的危險，所以總是被輕忽。

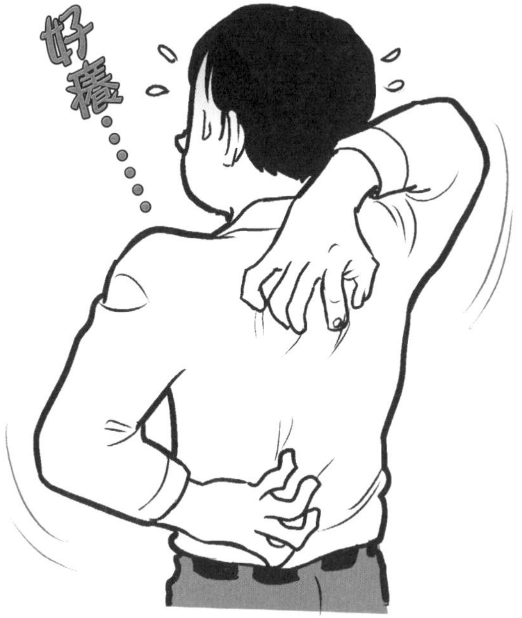

但是當搔癢變得越來越嚴重，就會使人變得焦躁難安，嚴重時甚至會夜不成眠，如此就會在無形中形成壓力。加上搔抓行為會導致皮膚發炎、使皮膚症狀惡化，若是惡化的部分是臉部肌膚時，有些人更是會因此羞於在人前露臉。搔癢或皮膚症狀的惡化，不只是身體，也會為精神面帶來極大的傷害。

近來隨著腦科學及醫學的進步，搔癢的機制逐漸明朗化的同時，也有更多人期待皮膚科對於嚴重搔癢的異位性皮膚炎等難症的治療能有所進展。

搔抓行為會使大腦內分泌出多巴胺，帶來快樂的成功報酬!?

明明搔抓不會癢的地方會感覺到「痛」，但是搔抓會癢的地方，就會很不可思議地感到「舒服痛快！」，這種經驗相信人人都曾經體驗過。

為什麼搔抓癢處會很舒服呢？

這是因為搔抓癢處，會分泌出名為「快樂賀爾蒙」的多巴胺的緣故。多巴胺可視為經由搔抓行為、抓傷皮膚後所帶來的「成功報酬」。

當人類「採取某種行為」[※1]，或是「攝取某些物質」[※2]後，大腦內部被稱作「報酬系統」的部分就會出現強烈反應。而在這個報酬系統中，則存在多巴胺等等許多化學物質。當某些行為或物質與快樂的感覺強烈結合、啟動報酬系統的開關後，就會如同條件反射一樣形成附帶條件，使人陷入無法依意志停止該行為或攝取該物質、且可能伴隨著風險的「成癮症」。

※1 某種行為：賭博、購物、吃東西等等。
※2 某些物質：酒精、尼古丁、藥物等等。

越抓越癢!?

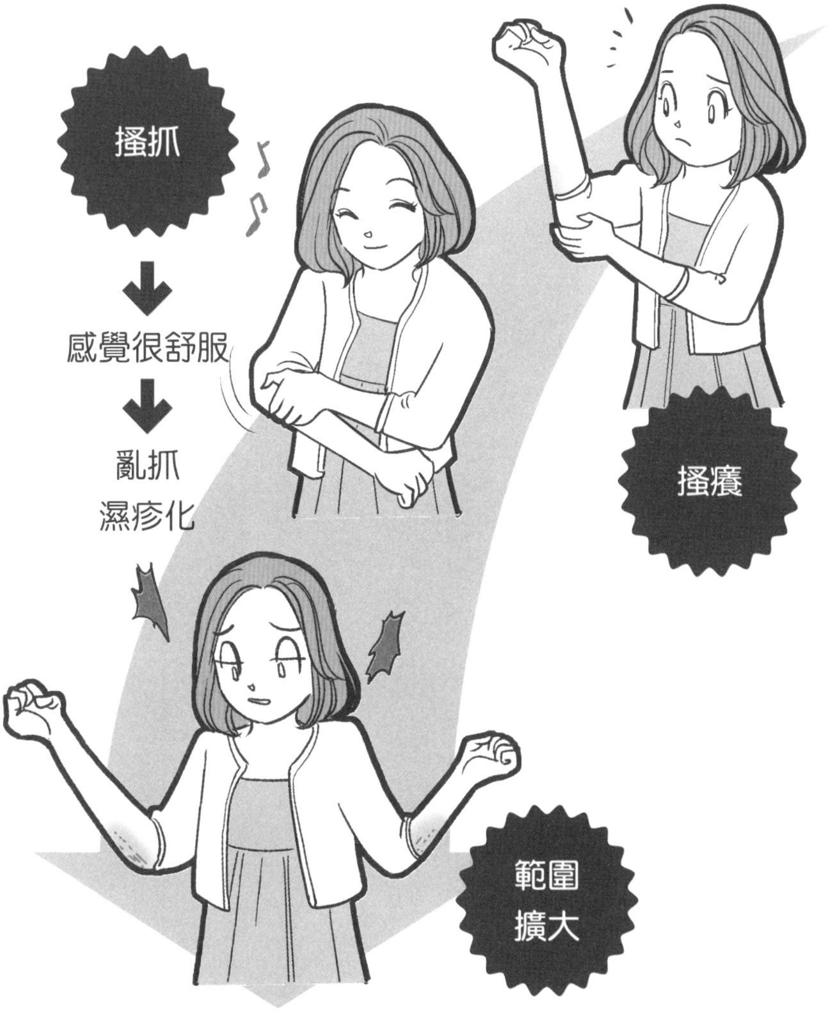
搔抓
感覺很舒服
亂抓
濕疹化
搔癢
範圍
擴大

過度的搔抓行會損傷皮膚，
恐使搔癢現象更惡化。
對於飽受搔癢所苦的人而言，
搔抓行為所帶來的快感是一個很嚴重的問題。

搔癢與輕微疼痛非常相似！

小時候被蚊蟲叮咬時，大家是否曾經用指甲壓出「×」來止癢呢？這是一種下意識的行為，藉由帶給皮膚另一種強烈刺激，使發癢轉為疼痛，好讓自己不容易感覺到癢，是一種合理的行為。

此外，在發癢部位沖熱水也會舒服許多，這也是藉由高溫(痛)來強烈刺激皮膚，藉此抑制發癢現象。搔癢會因為給予皮膚痛感而被暫時遺忘，但是也有許多因此惡化的案例，所以必須特別留意。

事實上，在過去一直認為「搔癢屬於輕微疼痛」，以為當微弱的信號經過傳遞痛感的神經通路時，就會出現搔癢的感覺；而信號強烈時，就會感覺到疼痛。然而近年來的研究結果卻發現，其實身體裡有著傳遞搔癢感覺的神經纖維，進而釐清搔癢與疼痛，是兩種截然不同的皮膚感覺。

疼痛，是當人碰觸到某些東西、感覺到痛時，會引發立刻將手縮回來的「神經反射」，但搔癢卻會引發用另一側的手去撓抓的搔抓行為。

癢的感覺只會出現在雙手碰得到、且能撓抓的地方。具體而言，癢的感覺僅會發生在全身皮膚、眼皮內外側及眼白、鼻子黏膜等處，而內臟雖會感覺到痛，卻不會出現癢的感覺。

搔癢仍有許多未知的部分，它與疼痛雖非常相似，卻又有所不同，兩者間的關係十分密切。

將發癢的感覺
轉換成痛感

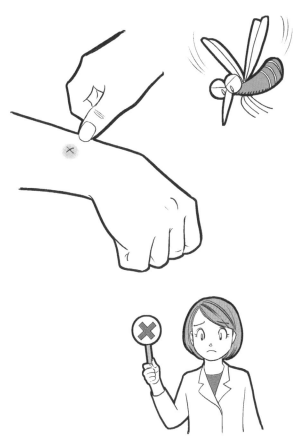

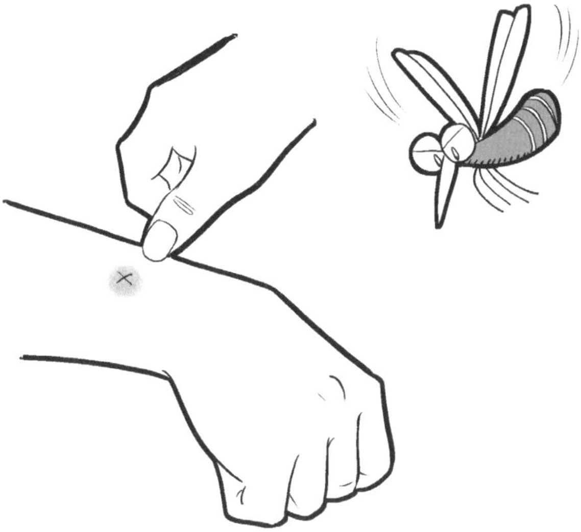

蚊蟲叮咬後，
壓出×其實一點效果也沒有

結果只會刺激皮膚，變得更癢而已。因為會造成皮膚更多的損傷，所以嚴禁這種行為。

皮膚會反映內臟狀態！發出異常信號是內臟疾病的警訊!?

皮膚與心臟、肝臟、腎臟、腸胃、肺部等器官差異最大之處，在於皮膚出現病變時一眼就能看到。自古皮膚即被喻為「內臟的鏡子」，有時候皮膚症狀會成為一種信號，反映出內臟的異常現象。

最早出現在皮膚表面的所有病變都稱作「出疹(皮疹)」，當色調產生變化稱為「斑」，會隆起的話則是「丘疹」，內含水分的叫作「水疱」，有膿的「膿疱」會呈現出千萬變化的形狀。當皮膚表面的病變產生變化時，在皮膚底下所發生的症狀也會出現變異。

以糖尿病為例，約3成的患者都擁有某些皮膚病。當持續在高血糖的狀態時，臉部泛紅及嚴重發癢的情形就會隨之而來；當免疫機能下降時，也容易感染皮膚癬等病症。若症狀惡化，還會導致感覺神經出現異常，被鞋子磨破腳、或是被細菌感染小傷口也沒有感覺，導致皮下組織潰爛、演變成壞疽的狀況也並非罕見，因此平時應多加關心皮膚的症狀。

定期關心皮膚健康

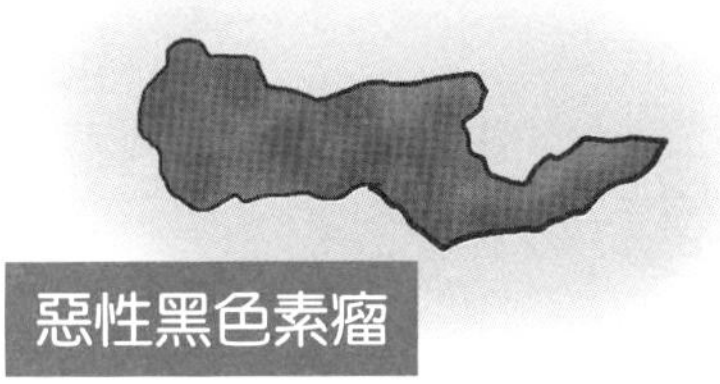

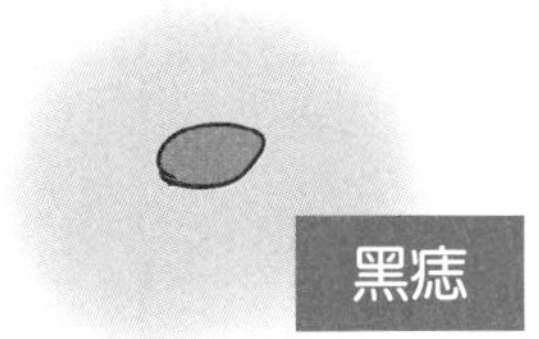

原本以爲是黑痣，沒想到竟是惡性黑色素瘤!?

俗稱「黑色素癌」的惡性黑色素瘤，是容易出現在腳底、手掌、手腳指甲及臉部等處的皮膚癌，且在短時間就會長到直徑7㎜以上，請特別留意！

指甲變成湯匙狀是因爲缺鐵性貧血!?

體內鐵質不足會導致指甲變薄弱化，呈現彎曲翹起的形狀。若指甲凹陷成湯匙狀，有可能是缺鐵性貧血的問題，應接受血液檢查並加以治療。

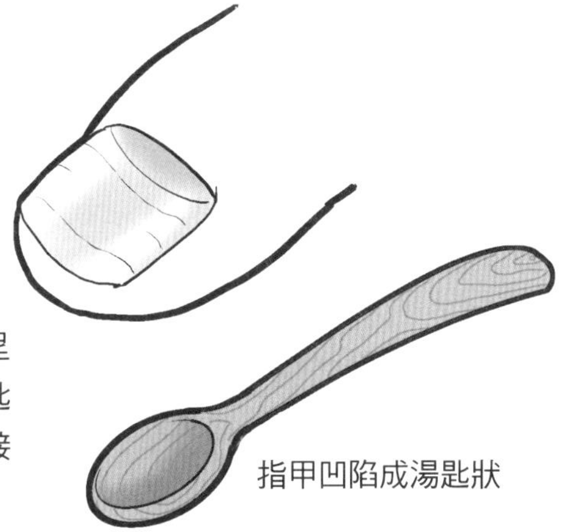

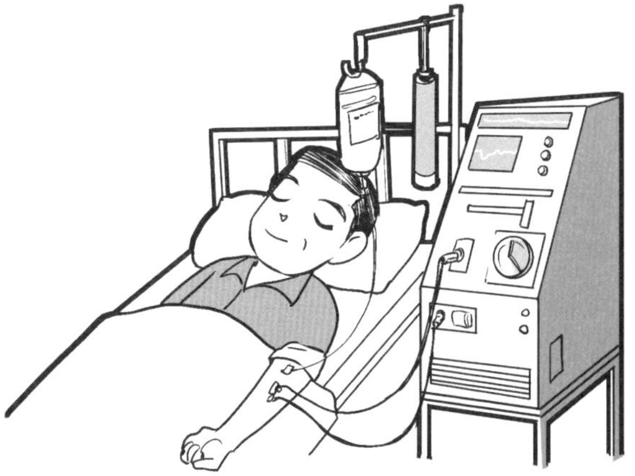

正在接受血液透析（洗腎）的人，會出現發癢現象

許多因腎功能異常，長期接受血液透析治療（洗腎）的患者，都表示有全身發癢的問題。發癢變得嚴重時，容易演變成睡眠障礙及抑鬱傾向，請特別留意。

皮膚是用來辨識內心的氣壓錶，幫助了解自己現在的心理狀態！

皮膚除了能讓我們得知內臟疾病之外，也能幫助我們了解心理狀態。比如說不好意思的時候會臉紅、恐慌時則會臉色蒼白；感到寒冷、感動、或害怕時會起雞皮疙瘩；緊張或不安時肩頸肌肉會僵硬，額頭、鼻子、後背及手掌會冒冷汗；甚至於害羞、焦躁不安時會抓抓頭等等。

像這樣感受到喜悅、悲傷、不安、驚嚇、憤怒及害怕等情緒時，都會顯現在皮膚上。所謂的情緒，是指突然興起、暫時性的強烈感情變化，也是會使人們採取衝動行為的欲望。受到情緒的影響，交感神經持續在緊張的狀態時，呼吸、循環、消化及分泌等生理機能將會失調，為皮膚帶來不良影響。

當加以治療也不見起色時，主要原因可能來自「內心的煩惱」。例如異位性皮膚炎等皮膚病，絕大多數皆起因於壓力。尤其是完美主義者，當壓力出現卻無法妥善因應時，就會演變成搔抓行為，導致症狀惡化。

情緒由大腦加以控管

大腦由「大腦新皮質」、「大腦邊緣系統」、「腦幹」三部分所組成。當出現「情緒」時，與本能行為及感情有關的大腦邊緣系統就會變得亢進。掌控這些感情的部位，就是位在大腦新皮質內的「前額葉」。

愉快情緒　疼惜／自尊心／幸福／滿足
沉迷／喜悅／愛

不快情緒　悲傷／輕蔑／苦惱／敵意／嫉妒／疑惑
孤獨／憤怒／恐慌／擔心／罪惡感

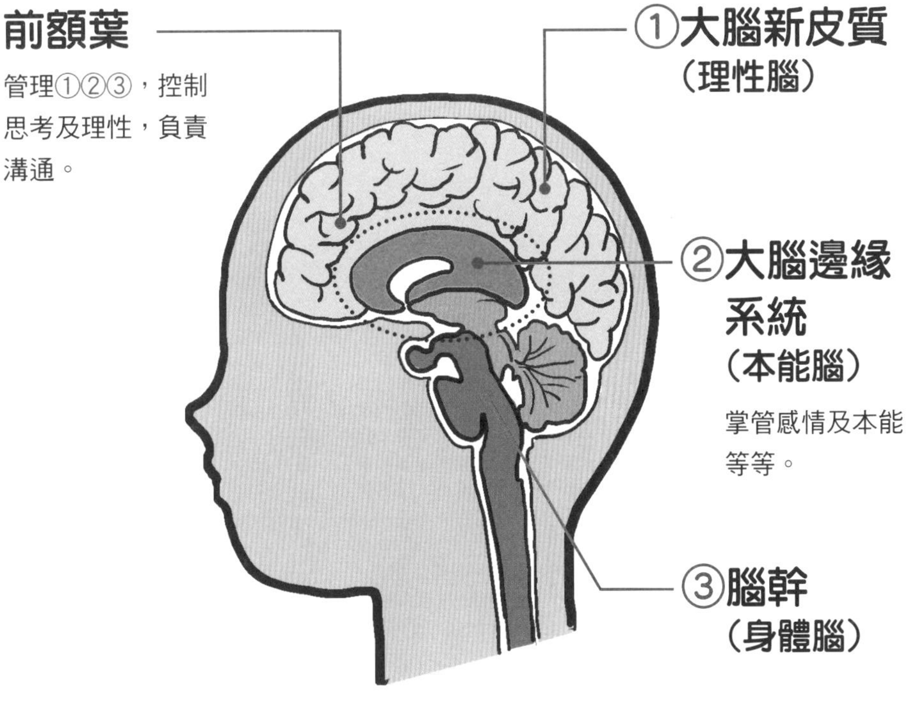
前額葉
管理①②③，控制思考及理性，負責溝通。
①大腦新皮質
（理性腦）
②大腦邊緣系統
（本能腦）
掌管感情及本能等等。
③腦幹
（身體腦）

搔癢可分為末稍性及中樞性2種

搔癢可分成「末稍性搔癢」與「中樞性搔癢」這2種類型。

當有人問你「哪裡會癢？」，你能夠回答出「這裡會癢！」。像這樣可以明確指出發癢部位的，就是所謂的末稍性搔癢。

受到某種刺激後，皮膚內的IgE抗體、細胞激素、神經肽等物質就會在肥大細胞產生作用，釋放出會造成搔癢的物質——組織胺。組織胺會在察覺發癢或疼痛的知覺神經上產生作用，並將這些刺激傳遞至大腦。

反觀全身雖然會覺得刺癢，但卻「不清楚哪裡會發癢!?」時，就是所謂的中樞性搔癢，特徵是發癢的部位不會出現發炎或疹子等皮膚症狀。這種搔癢現象與名為類鴉片肽的神經肽有關，常發生在糖尿病、腎臟病、膽汁滯留性肝疾病、血液透析、異位性皮膚炎及乾癬等病患身上。

搔癢的種類與發作機制

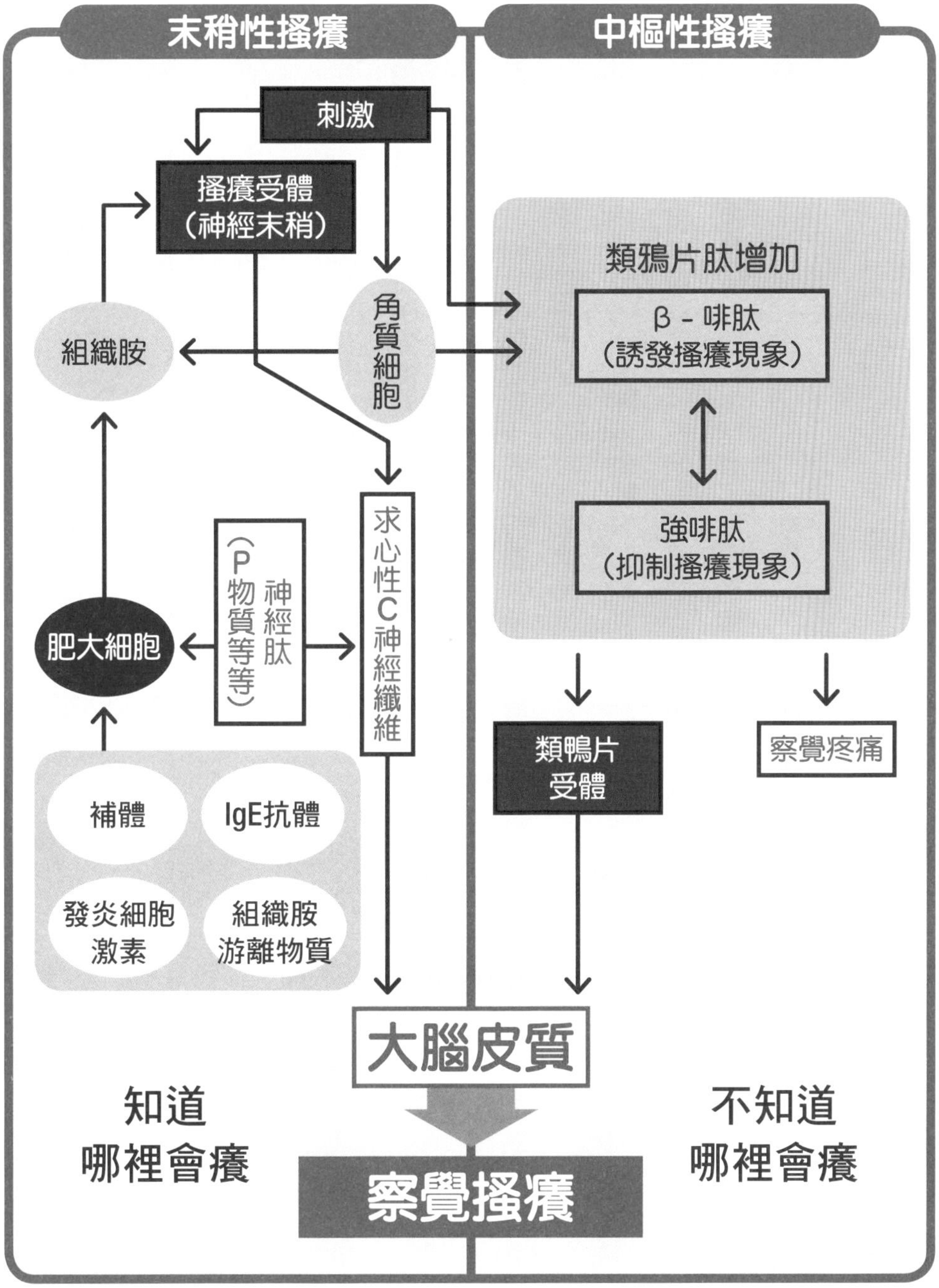
末稍性搔癢
中樞性搔癢
刺激
搔癢受體
（神經末稍）
角質細胞
組織胺
類鴉片肽增加
β－啡肽
（誘發搔癢現象）
強啡肽
（抑制搔癢現象）
神經肽
（P物質等等）
求心性C神經纖維
肥大細胞
補體
IgE抗體
發炎細胞激素
組織胺游離物質
類鴨片受體
察覺疼痛
大腦皮質
知道哪裡會癢
不知道哪裡會癢
察覺搔癢

搔抓後皮膚會發生什麼變化？

來具體了解搔抓皮膚後，皮膚底下會發生什麼變化呢？

搔抓後，皮膚至少會產生皮膚防線受損、釋放出發炎細胞激素、軸突反射這3種變化，而且搔癢現象以及皮膚病變也會更加惡化。

第1個變化是皮膚防禦機能的受損會加重。若是抓傷伴隨著出血現象，則抓傷的不只是角質層，而是整個表皮都有所受損。

第2個變化，則是細胞激素因表皮細胞損傷而被釋放，促使出現了發炎反應。細胞激素在細菌或病毒入侵身體時，會將這種情形傳達給免疫細胞，以發揮擊退細菌及病毒、保護身體的重要功能。不只是搔抓，即便是輕微的角質層剝落，也會釋放出細胞激素。

第3個變化是軸突反射。一開始只是局部皮膚發癢，但在不知不覺間，周邊皮膚也開始癢了起來，這種現象起因於軸突反射，是因P物質等神經肽從神經末稍發生游離現象，進而發炎而引起的。

搔抓會引發的皮膚變化

搔抓會導致皮膚防線受損、釋放出發炎細胞激素、
引發軸突反射。也就是皮膚會發炎，導致發癢。

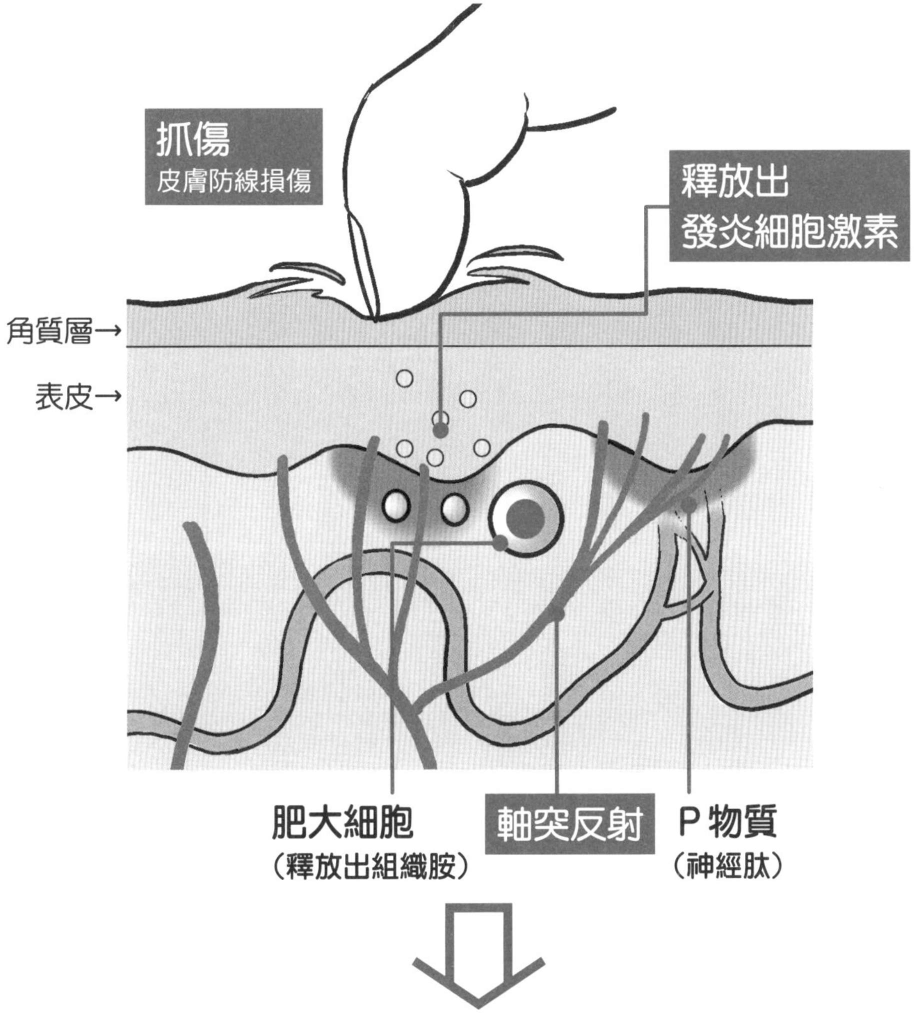
抓傷
皮膚防線損傷
釋放出
發炎細胞激素
角質層→
表皮→
肥大細胞
（釋放出組織胺）
軸突反射
P物質
（神經肽）

切記！藉著搔抓來止癢，
會導致惡性循環。

皮膚會越抓越癢，陷入惡性循環

雖說只要不去抓，搔癢自然就會痊癒，但搔癢就是會讓人忍不住。搔抓可暫時消除癢的感覺，但是絕非不會再癢了，反而因為搔抓會使得發炎症狀惡化，而陷入越抓越癢的「惡性循環」中。

因搔抓所誘發的發炎症狀（濕疹、皮膚炎），是身體細胞及組織受損時，為了去除受損的身體細胞及組織、並進行再生的人體防禦反應之一。在沒有抗生素、抗真菌藥物的年代，發炎症狀可發揮自我防衛的機制，但現今很多時候卻反而對人體造成不良影響。

為了避免皮膚損傷，抑制發炎的治療尤其重要。皮膚科在進行治療時，會以內服抗組織胺（抗過敏藥）、外用塗抹皮質類固醇（類固醇）藥膏為主加以止癢。但想要中止搔癢的惡性循環，首先需切記不能搔抓，其次應儘早接受治療。

搔癢的惡性循環「Itch-scratch cycle※」

搔抓會使皮膚損傷，助長搔癢現象及發炎症狀，陷入越抓越癢的「搔癢惡性循環」當中。

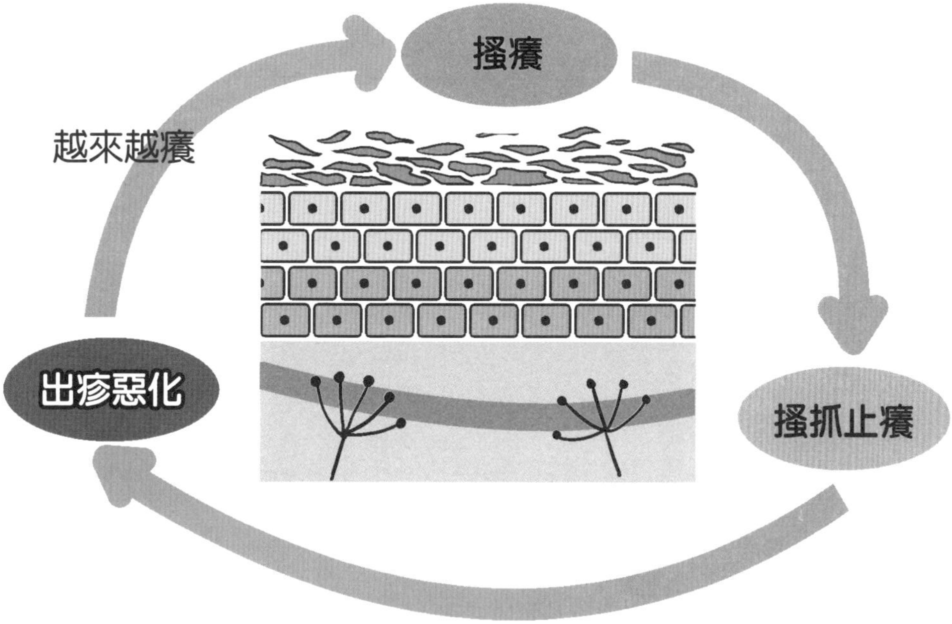

皮膚損傷

⇩

解決搔癢的最好方法
就是不要去抓。

※Itch-scratch cycle： itch是「癢」的意思，scratch意指「抓」，也就是癢及抓的循環。

緊張或壓力大時就會抓一抓的「強迫性皮膚搔抓症」

通常來說，搔抓行為是因為發癢才會誘發的反射性行為，但是也有人明明不會搔癢，卻會無意識地抓一抓，這就是惱人的「強迫性皮膚搔抓症」。

舉例來說，當我們在職場或家庭裡，因某些事情無法如願進行而感到焦躁不安時，有些人就會抓抓頭或拉拉頭髮；或是在感到壓力時，會抓抓鼻子或臉頰，甚至揉一揉眼睛，也有可能會手足無措地摸臉或摸身體。這些行為，就是在透過碰觸身體，好讓自己的情緒得以冷靜下來。

強迫性皮膚搔抓症會隨著壓力增加而越發嚴重，演變成抓頭髮、拔頭髮、打臉這類的過度行為。也就是說，藉由感覺到痛，讓壓力在一時片刻間得以解放。女性常見的「過度清潔、過度摩擦、過度保濕」等過度保養，正類似某種「自傷行為」。當這樣的行為反覆出現時，最好懷疑是否為強迫性皮膚搔抓症。

強迫性皮膚搔抓症
(Stress-scratch cycle)

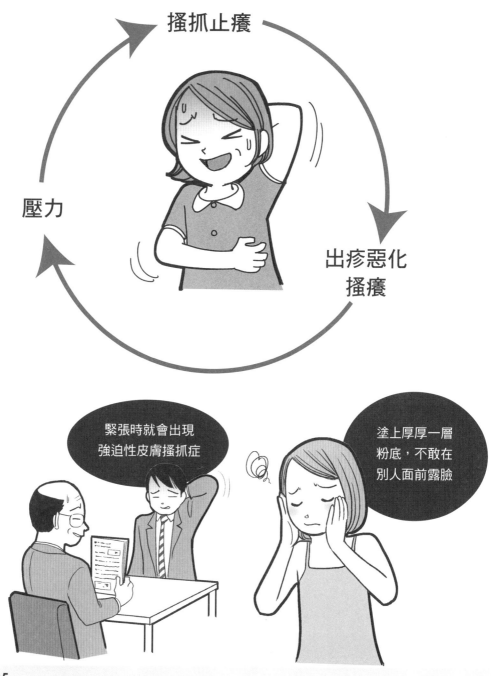

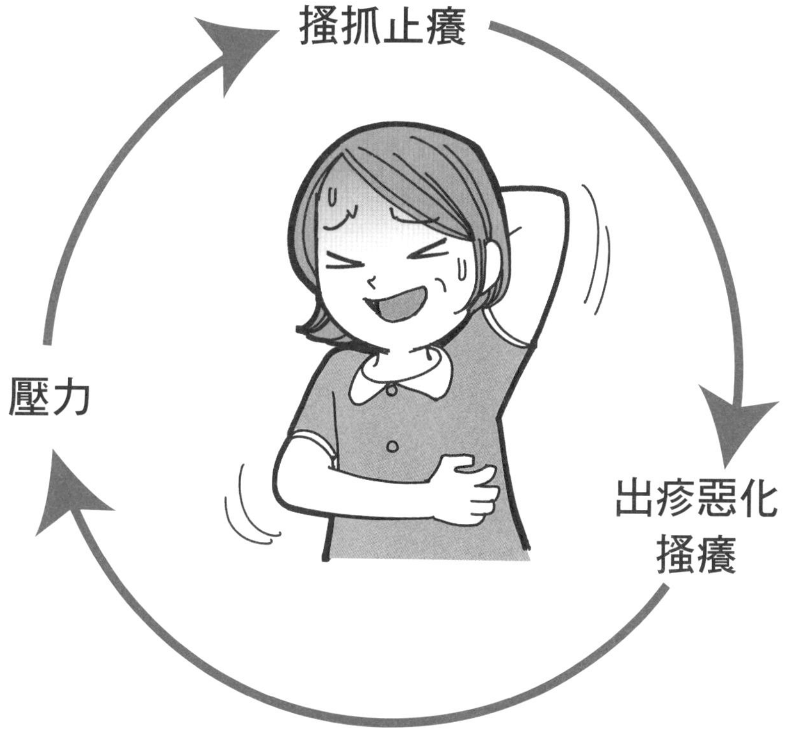

成癮性搔抓行為演變成消除壓力的方式

近年來被稱作「成人異位性皮膚炎」的「頑固型異位性皮膚炎」越來越為常見，且有變成難症的傾向。觀察這些患者後發現，情緒及壓力會誘發搔抓行為。

有些人並不是因為癢所以才去抓，而是「情緒焦躁不安時就會去抓」，或是「想到時就去抓」。當搔抓行為變成習慣後，就會演變成每天「回家後一定會抓」、「總是在相同的時間抓」、「一抓就停不下來」。

由於搔抓後會使人「分散注意力」、「放鬆」、「感到通體舒暢」，帶來精神面的愉悅感覺，因此搔抓行為才會周而復始。每次的搔抓時間平均為5～10分鐘，但有些人會長達30分鐘、甚至是4小時，這樣的搔抓行為已經變成消除壓力的方式之一了。一旦搔抓行為變成習慣，且在精神面成癮後，將會變成一種「成癮症(addiction)」※。像這樣習慣性地搔抓變成一種癮頭時，便稱作「成癮性搔抓行為」。

成癮性搔抓行為會直接造成皮膚損傷，導致皮膚病發作、惡化及復發。成癮性搔抓行為絕對不罕見，更與各種疾病息息相關。最常見的是異位性皮膚炎與青春痘，甚至還會惡化成

※成癮症（addiction）：每次都想停止，但卻停不下來而沉迷於不良癖好之中。

脂漏性皮膚炎、臉部泛紅、乾癬、自體致敏化反應、慢性癢疹、搔癢症、急性濕疹等等，也有人會產生每天脫皮的症狀。如果不斷絕搔抓行為，它就會再三地復發。

因壓力引起的成癮性搔抓行為，重要的是需先了解搔抓行為，並且有所警覺。事實上經治療後，絕大多數的患者都會感覺舒適許多。

這些搔抓行爲也要特別留意！

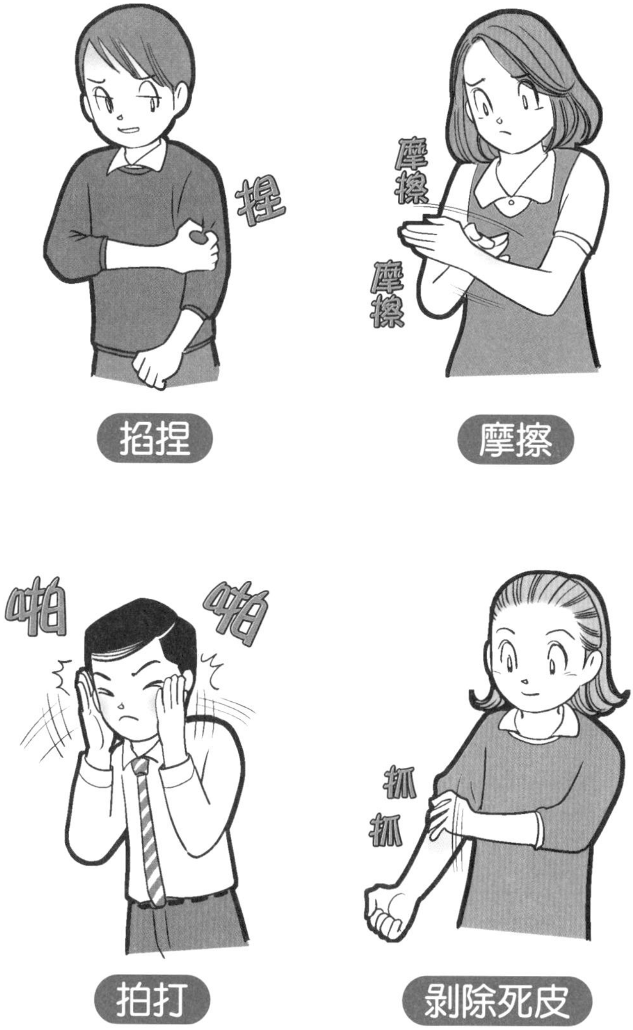

COLUMN 1

為什麼吃太多草莓會發癢？

酸酸甜甜的草莓十分美味，但是吃太多的話，有時嘴巴周圍就會癢起來。當出現「嘴巴痛」或「喉嚨刺痛」等症狀時，請停止食用草莓，並將雙手及嘴巴清洗擦拭乾淨，暫時密切留意症狀是否惡化。若症狀加重，請至皮膚科求診。

平時吃草莓不會發癢的人，有時會因食用過量，而引發非過敏性的搔癢現象，這是因為草莓中含有較多會導致搔癢的物質——組織胺的緣故。除了草莓之外，蕃茄、茄子、菠菜、竹筍、山藥、蕎麥麵、蛋白、豬肉、蛤蜊、鮪魚、花枝、蝦子、青花魚等海鮮類，以及咖啡、巧克力、葡萄酒、啤酒等食物也都含有較多的組織胺。

有些人還會出現過敏性反應，例如在吃完東西後約30分鐘內口周發癢、出現紅疹，或是嘴唇、舌頭、眼睛腫脹，出現蕁麻疹、腹瀉、嘔吐等全身性的過敏症狀等等。甚至有極少數人會引發呼吸困難或是過敏性休克，請多加留意。

除了上述食物外，有許多水果、蔬菜與堅果類也容易造成過敏，尤其是花生、杏仁、蕎麥、哈蜜瓜、香蕉、蘋果、水蜜桃、梨子、栗子等食物，大家應謹記在心。

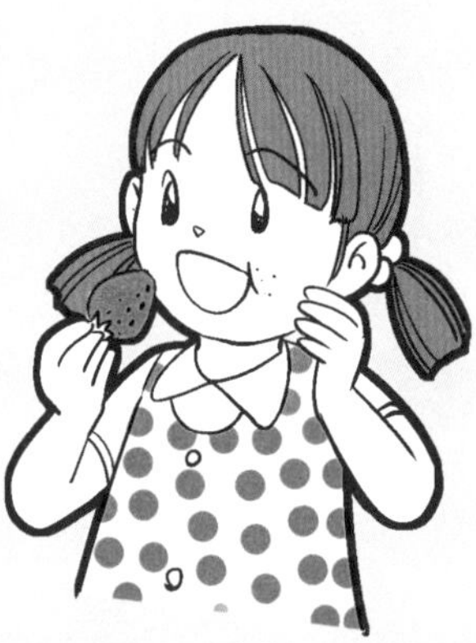

第2章

詳細解說！皮膚的構造與功能

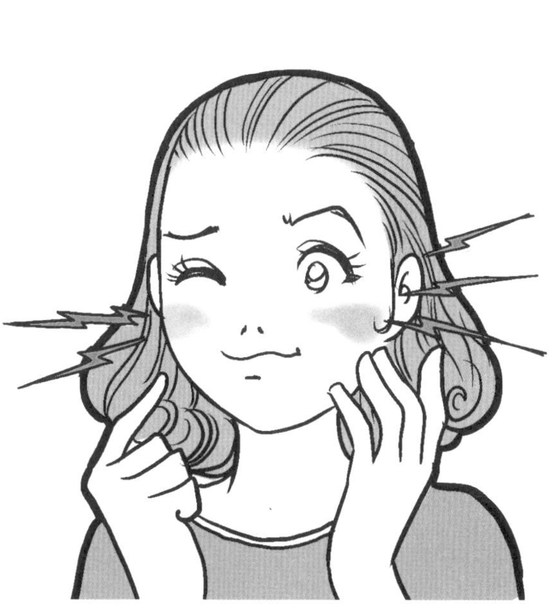

表皮、真皮、皮下組織……皮膚是「人體最大的器官」

覆蓋我們全身上下的皮膚，是人體最大的器官。大家或許沒想到，「皮膚也是器官的一種」吧？

所謂的器官，是指具有特定形態及機能的臟器，所以無論是皮膚，或是大腦、心臟、肝臟、腎臟、腸胃等等，都同樣屬於器官。「皮膚」是皮膚層的「表皮」、「真皮」、「皮下組織」，以及皮膚附屬器官的「指甲」、「毛髮」、「皮脂腺（脂腺、汗腺、乳腺）」之統稱。無論是指甲或是毛髮，都是由表皮細胞變化而成。

皮膚的厚度依部位而異，平均約2㎜，而表皮是僅有0.2㎜左右的薄膜。覆蓋在皮膚最上層的角質層（53頁）更是只有0.01～0.02㎜，比保鮮膜還薄。成人皮膚的總面積約為1.6m^2，相當於1塊塌塌米的大小；重量則為體重的16％左右，若是體重50㎏的人，皮膚就有8㎏重。內臟中體積最大的肝臟，重量約為體重的2％（體重50㎏的話為1㎏），由此可知皮膚是相當巨大的器官。

皮膚的構造

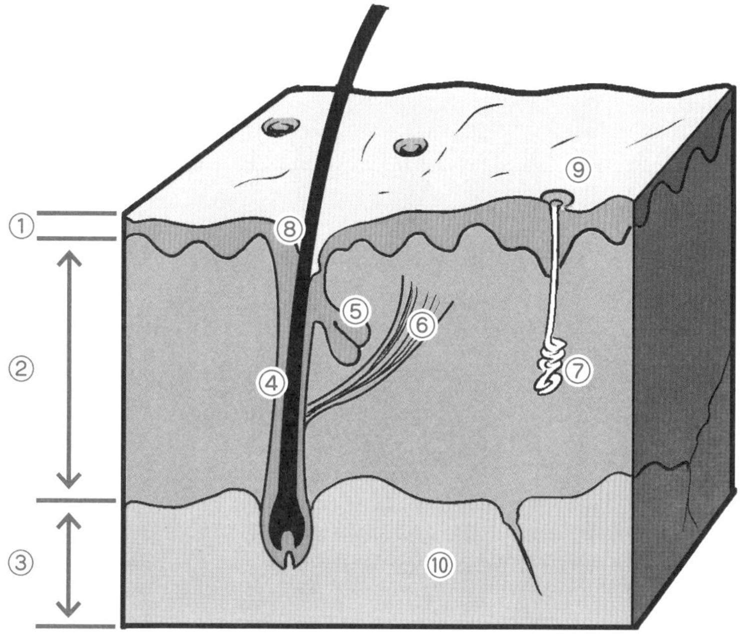

① 表皮
② 眞皮
③ 皮下組織
④ 毛囊
⑤ 皮脂腺
⑥ 豎毛肌
⑦ 汗腺
⑧ 毛孔
⑨ 汗孔
⑩ 脂肪組織

皮膚將全身包覆起來，以保護肌肉、神經及血管

將全身包覆起來，以免臟器外露的皮膚，除了維持身體的形狀之外，也具有隔絕外部刺激、調節體溫及掌管知覺等作用。

皮膚由外而內，是由「表皮」、「真皮」、「皮下組織」所組成。表皮位在最外側，薄而堅固，除了維持皮膚潤澤外，也能預防外來異物的入侵與刺激，保護皮膚內側的肌肉、神經及血管不受到傷害。

真皮佔皮膚組織中的極大部分，也可說是最主要的皮膚部位。真皮裡存在著網狀且強韌的「膠原纖維」束，當中滿布含有組織液，像是果凍般的「基質」，以及賦予彈性及柔軟度的「彈性纖維」。真皮裡還具有免疫細胞(組織球、肥大細胞等等)、毛囊、皮脂腺、汗腺、血管、淋巴管、神經等構造，在生理面肩負重要的作用。

皮下組織是皮膚最內側的組織，大部分為皮下脂肪，中間有動脈及靜脈等粗大血管通過，將營養送達皮膚組織，並將老廢物質運送出體外。此處的營養能量會以脂肪的形態儲存，遭受到外力碰撞時，就能像軟墊一樣保護內臟、骨骼及肌肉。此外，皮下組織還能防止

體溫流失，有助於人體對抗寒冷。

皮膚不單單是猶如保鮮膜般的皮膜，而是具有複雜且精密的構造，更是擁有高度機能的重要器官。與大腦、心臟、肺臟及腸胃等器官一樣，皆為維持生命不可或缺的臟器之一。

組成真皮的成分

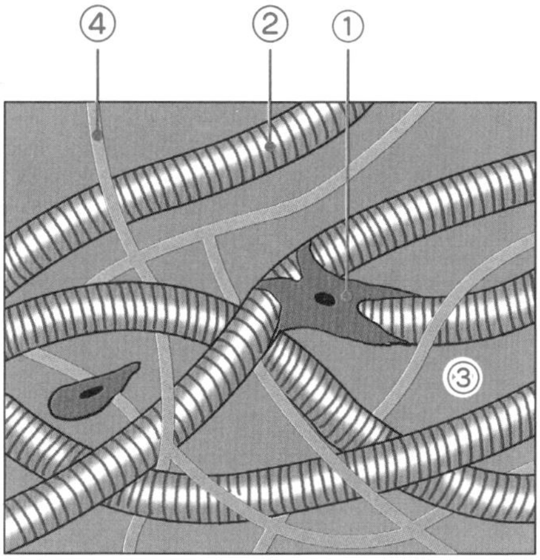

① 纖維芽細胞

可生成②～④這 3 種成分的細胞。

② 膠原纖維

為密集且堅韌的纖維束，可支撐皮膚。

③ 基質

由醣胺聚醣(玻尿酸等等)所形成，可維持水分並賦予皮膚柔軟度。

④ 彈力纖維

富含彈力的微細纖維，可賦予皮膚彈性。

皮脂腺製造過多潤澤皮膚的皮脂，是導致青春痘的原因！

皮脂腺是附屬在毛髮上，分泌皮脂的器官，除了手掌及腳底之外，幾乎全身皮膚皆有分布。皮脂與汗水混合後，會製造出皮脂膜來保護皮膚。皮脂還可預防水分蒸散，潤澤皮膚及毛髮，賦予光澤及滑順感。皮脂分泌較多的頭部、臉部、腋窩（腋下的凹陷處）、外陰部、胸部、沿著後背中央等部位，皮脂腺都十分發達。

其中皮脂分泌最多的地方，則是頭皮與被稱作「T字部位」的額頭及鼻子。皮脂分泌量受到性賀爾蒙（男性為睪固酮，女性為雄性素）所影響，且又因性別、年齡、季節、飲食等因素而有所不同。一般來說，女性從青春期開始至30歲前，男性從青春期開始至20～40歲會分泌最多皮脂，之後會隨年齡增長而逐漸減少。

皮脂一旦過多，皮膚便容易變髒，而且皮脂本身也會形成刺激，以致於容易長出青春痘（痤瘡）。此外，在嘴唇及陰部還有不會長出毛髮的獨立皮脂腺。

毛囊的構造與皮脂腺的分泌

皮脂腺爲特殊的分泌腺

皮脂腺的腺細胞，會將脂肪小滴慢慢存入細胞質中。當脂肪小滴的量增加，細胞核將受到壓迫而變小，於是細胞本身會退化，接著整個細胞將變成分泌物（全泌腺）被釋放出來。

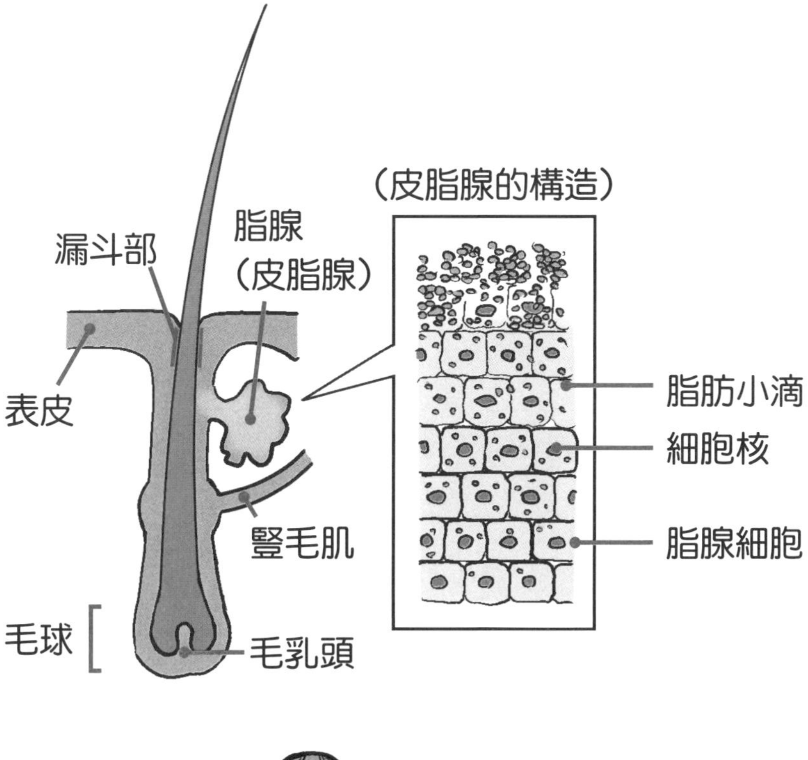
（皮脂腺的構造）
漏斗部
脂腺
（皮脂腺）
表皮
豎毛肌
毛球
毛乳頭
脂肪小滴
細胞核
脂腺細胞

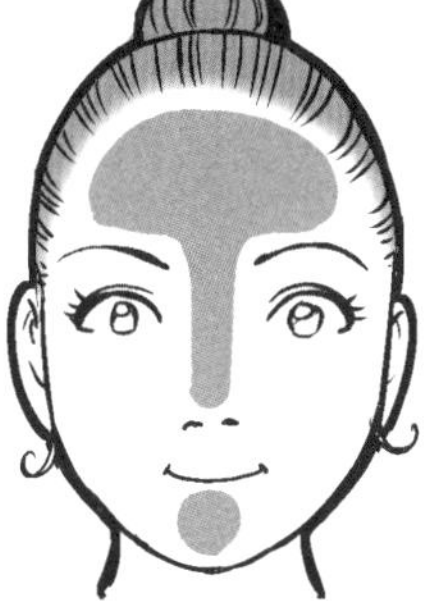

臉部的「T字部位」

皮脂腺分泌量最多的地方，就屬頭皮及臉部的T字部位。

1天可分泌約1公升汗水，調節體溫不可或缺的汗腺

汗腺位於表皮，是分泌汗水的器官，包括幾乎全身皆有分布的「外分泌汗腺」、以及存在於特定部位的「頂漿腺」。

外分泌汗腺肩負調節體溫的重責大任，只要體溫一上升，就會促使全身發汗。頂漿腺大多位於手掌、腳底及腋窩，當感到緊張(情緒性發汗)、或吃到辛辣食物(味覺性發汗)時才會發汗。

即便沒有「流汗」的感覺，每天也都會流出約1公升左右的汗水；盛夏或運動時，1天甚至會流出3公升的汗水。反觀從頂漿腺所流出來的汗水，僅有在精神緊張或不安等情形下才會分泌。

外分泌汗腺分泌的汗水大多為水分，藉由這些水分以及其中的微量天然保濕因子，可使皮膚表面維持適度濕氣；而頂漿腺分泌的汗水則含有許多蛋白質及脂質。基本上汗水是無色無味的，但經由皮膚常在菌分解後，就會產生出臭味。

汗腺的分布圖

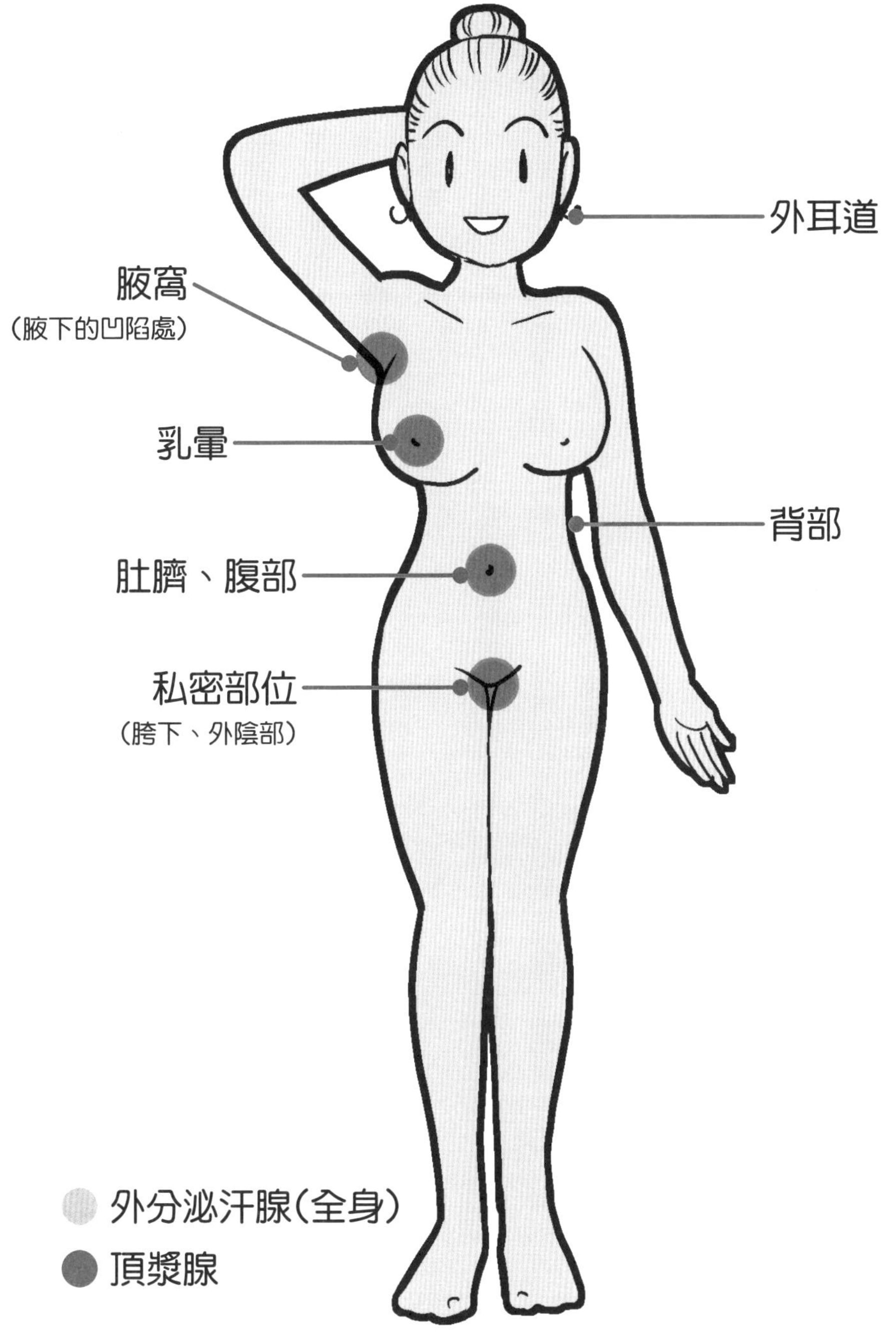
外耳道
腋窩
（腋下的凹陷處）
乳暈
背部
肚臍、腹部
私密部位
（胯下、外陰部）
外分泌汗腺（全身）
頂漿腺

指甲會保護指尖，以便步行及從事精密作業

指甲是由表皮角質變成板狀而來，只會長在指尖的外側，具有保護手指及腳趾的功能。指尖沒有骨頭，前端部分全靠指甲在支撐。手指因為有了指甲，才能順利將小東西捏起來，也能從事精密作業。而腳趾尖的動作雖然不多，卻能維持體重的平衡，還能在步行時於腳尖施力，具有重要的功能。

指甲是由表皮分化而來，由堅硬角蛋白所組成的3層構造。指甲由位在指甲根部的甲母質製造而成，健康的人每天會長出約0.1㎜的指甲，整片指甲完全更新則需花上半年左右。

和全身的皮膚一樣，指甲會在受到外來刺激、營養狀態以及內臟疾病等影響後產生變化，可以觀察指甲的狀態作為指標，來得知身體不適或生病了。

指甲的構造

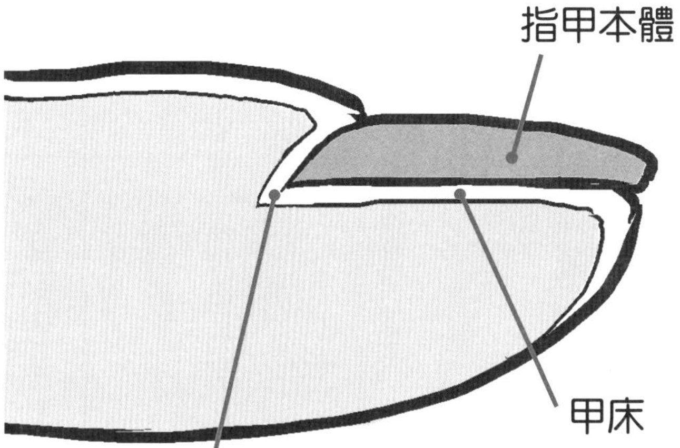
指甲本體
甲床
甲母質

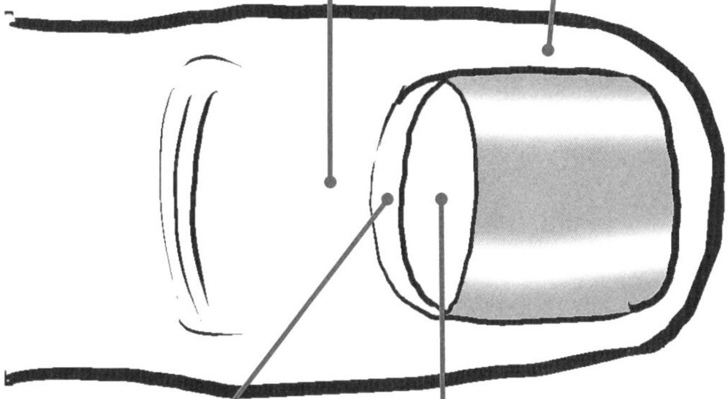
側甲廓
後甲廓
甲上皮
甲半月

皮膚為高感度感應器，可以接收看不見的訊息!?

皮膚為辨識外來異物及刺激的手段之一，具有生物體的感觀知覺，同時還能接收觸覺、痛覺、溫覺、冷覺、壓覺、搔癢這類無形的資訊，因此也屬於感覺器官。皮膚擁有各種資訊的受體（左圖），可發揮高感度感應器的功能。

透過彼此的肌膚接觸，我們還能達到溝通的目的，例如嬰兒會透過皮膚來感受媽媽對他的愛。滿滿的愛意再加上言語及表情後，可從皮膚感覺傳遞，這對嬰兒來說將形成美妙的刺激，有益於大腦成長。人與人之間的肌膚接觸，除了可使人際關係更加親密之外，同時也可算是非常重要的行為。

五感中的視覺、聽覺、味覺、嗅覺，會經由眼、耳、舌、鼻等特定感覺器官收集資訊，相對於此，唯獨觸覺是由全身皮膚作為感覺器官。由此可知，皮膚甚至可謂為「覆蓋在體表的大腦」。

神經末稍大多分布於顏面、手掌及腳底，十分敏感。乾燥肌經常會搔抓部位，正是延伸至角質層正下方的游離神經末稍，因而使人容易感覺到刺激。

接收皮膚感覺的「受體」

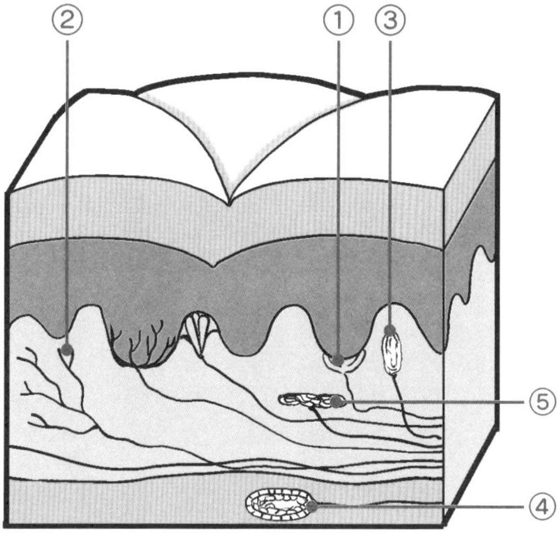

① 梅克爾細胞

位於表皮基底層的感覺細胞。

大多分布於手指、口腔黏膜、毛根部位。

② 游離神經末稍

可感知觸覺、溫覺、痛覺、癢覺。

會由真皮上層延伸至表皮內。

③ 梅斯納氏小體

可感知觸覺。

分布於手掌、腳底、口唇、外陰部等處。

④ 巴齊尼氏小體

可感知深部的壓覺及震動。

分布於手掌、腳底、外陰部、真皮深層、皮下組織。

⑤ 魯斐尼氏小體

可感知拉扯皮膚所造成的緊繃感。

分布於手指及腳底的皮下、關節周圍。

皮膚在新陳代謝「週轉更新」下，以約28天為週期汰舊換新

位在皮膚最外側的「表皮」會不斷地製造出新細胞，以固定的循環方式汰舊換新。而表皮從外而內可區分成「角質層」、「顆粒層」、「棘狀層」、「基底層」這4層。

基底層每天會有角質細胞增殖（細胞分裂），並依照基底層→棘狀層→顆粒層→角質層的順序往皮膚表面推移。到了角質層後，沒有細胞核的角質細胞，接著會發揮屏障的功能，最後再變成身體的「體垢」，或是頭部的「頭皮屑」等，以角質的形態逐漸剝落。

這種皮膚的新陳代謝稱作「週轉更新」。例如擦傷的傷痕、日曬後的皮膚、發癢搔抓後的皮膚，在經過一段時間後會回復成健康狀態，這便是週轉更新的成果。

週期會依年齡、身體部位及皮膚狀態等條件而異，但是一般約為28天。週期不規律時，皮膚便容易發生問題。過長老廢角質容易囤積，皮膚就會緊繃、黯沉、長斑、長皺紋等等；週期過短時，細胞會在未成熟的狀態下來到皮膚表面，於是經常遭受刺激而損傷，容易演變成乾燥肌或肌膚粗糙等情形。

表皮的週轉更新

角質層厚度會依皮膚部位而異。軀幹及四肢的角質層，其週轉更新約需 2 週；臉部的角質層較薄，故約 1 週左右就會代謝。

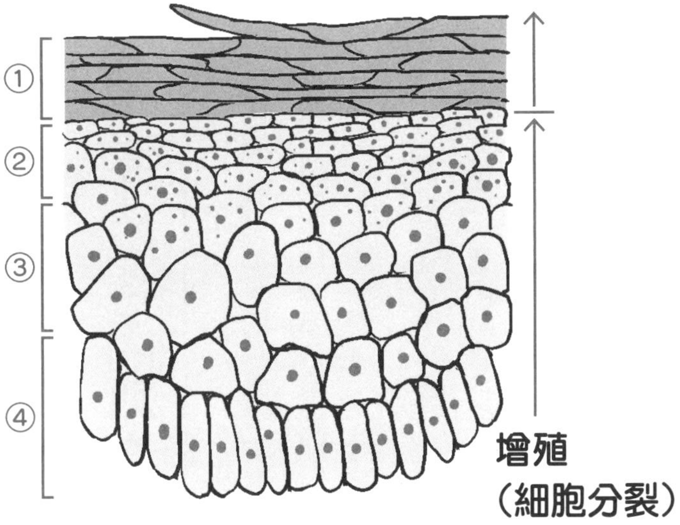

① 角質層（角質）

② 顆粒層

③ 棘狀層

④ 基底層

週轉更新會隨著年齡增長而逐漸變慢。此外一年中也會因季節、或是女性的更年期、睡眠不足、飲食不均衡、壓力或是過度保養等等，導致週轉更新變得混亂不規律。

角質層的「防禦功能」，可以防止外來刺激並維持內部水分

皮膚位在身體內外的交界處，具備屏障的「防禦功能」。防禦功能有2種，其一是可以防止細菌及病毒的病原體、紫外線、氣溫變化、化學物質等外來異物的入侵與刺激；其二為維持體內水分、避免流失。

皮膚表面覆蓋著角質細胞，因此輕微的外傷並不會造成皮膚損傷，但是因燒傷等情形，致使全身超過3分之1的皮膚受損時，有時就會發生體內水分流失、甚至導致死亡的情形。

肩負防禦功能的，是位在表皮最外側的「角質層」。週轉更新（52頁）正常運作的健康皮膚，會自行產生保濕成分，且角質層內具備積蓄水分的保濕力，隨時都會維持20～30％的水分。

皮膚的主要功能

免疫學方面的防禦

物理性、化學性的防禦

調節體溫

掌管皮膚的感覺及知覺

預防水分流失

維持外形

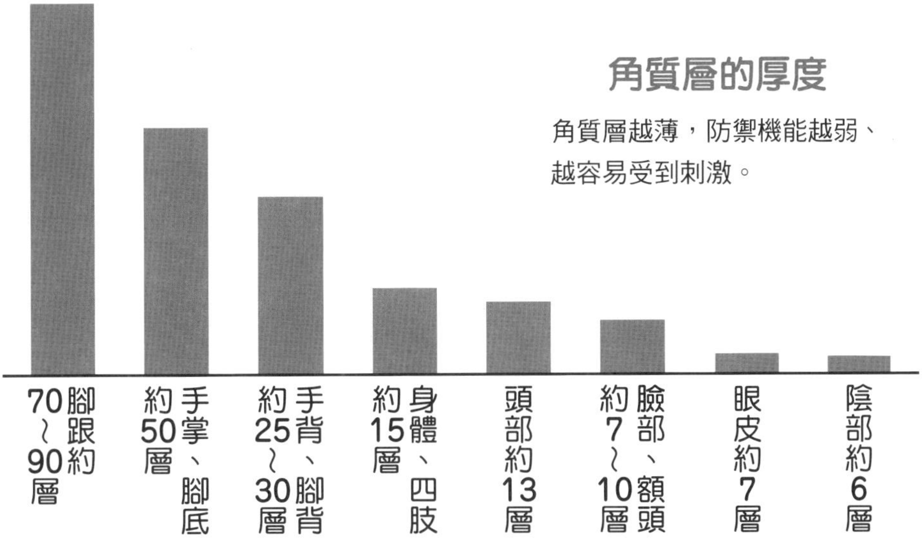
腳跟約70～90層
手掌、腳底約50層
手背、腳背約25～30層
身體、四肢約15層
頭部約13層
臉部、額頭約7～10層
眼皮約7層
陰部約6層

角質層的厚度

角質層越薄，防禦機能越弱、越容易受到刺激。

角質層的3大保濕要素

皮膚的防禦機能，是由下述3大保濕要素形成：

● 連結角質細胞的「角質細胞間脂質」

以腦醯胺、膽固醇、游離脂肪酸等為主，形成水分層與脂質層交錯重疊的層狀結構，防止異物入侵與水分蒸散。

● 位在角質細胞內的「天然保濕因子」

以蛋白質分解後所形成的胺基酸為主要成分。胺基酸是皮膚潤澤的要素，且具有抓住水分、避免流失的性質。

● 覆蓋在角質層表面的天然乳液「皮脂膜」

汗水及皮脂混合而成的皮脂膜被喻為「天然乳液」，薄薄地覆蓋在皮膚表面，防止水分蒸散。由於皮脂膜呈弱酸性，因此也具有殺菌作用。當皮脂過少時，皮膚會變成乾燥肌；過多則會導致青春痘及粉刺。

防禦機能正常運作時

可抵抗乾燥、汗水、紫外線、摩擦等外來刺激的健康皮膚。

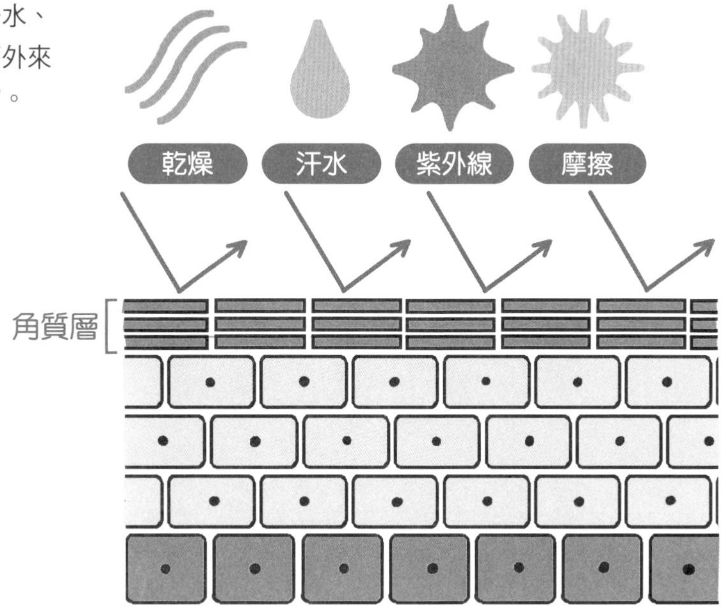

防禦機能不佳時

容易受到外來刺激影響，經常出現問題的皮膚。

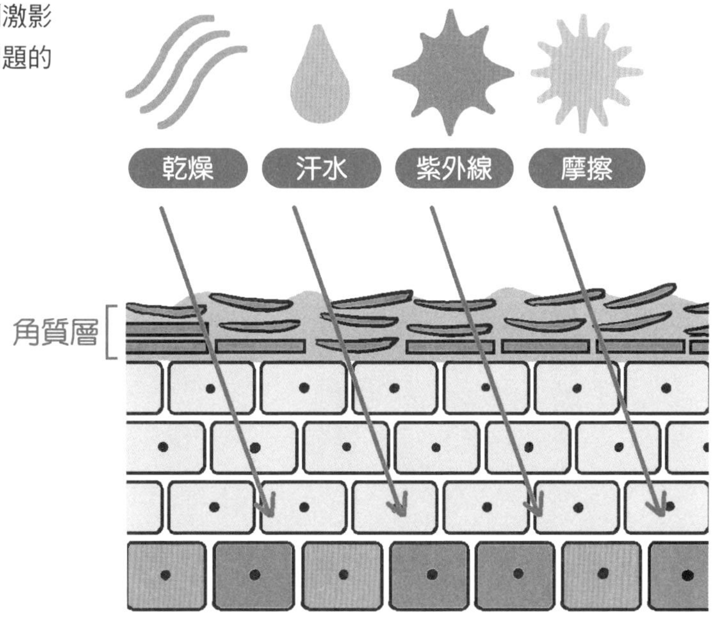

藉由免疫系統向細菌、病毒及癌細胞展開攻擊

即便因為某些原因導致防禦機能不佳，皮膚還是隨時具備「免疫系統」。

所謂的免疫，就是會辨識出入侵體內的異物並非「自己人」，從體內予以排除的身體防禦反應。免疫系統會隨時監視由外部入侵的細菌及病毒，或是在體內生成的癌細胞、移植後的器官及組織，將之視為「敵人」並加以擊退。免疫系統中主要發揮功能的，就是血液中的白血球了。

免疫力分成「先天性免疫力」與「後天性免疫力」。先天性免疫力是人體與生俱來的抵抗力，會對敵人展開無差別攻擊；後天性免疫力則會針對特定敵人，並製造出適合打敗對方的武器(抗體)後加以攻擊。預防接種正是善用了這種機制。當先天性免疫力無法防範時，便可透過強效的後天性免疫力集中火力攻擊。

免疫系統隨時都在擊退細菌，保護我們不會感冒，並且會打敗癌細胞守護我們的健康，可說是我們的「貼身保鏢」。

免疫系統的機制

位在表皮的蘭格罕氏細胞只要辨識到異物入侵，就會立即發揮作用，在細胞毒性T細胞引發免疫反應。當表皮的角質細胞受到破壞時，還會釋放出細胞激素，活化淋巴球及巨噬細胞。

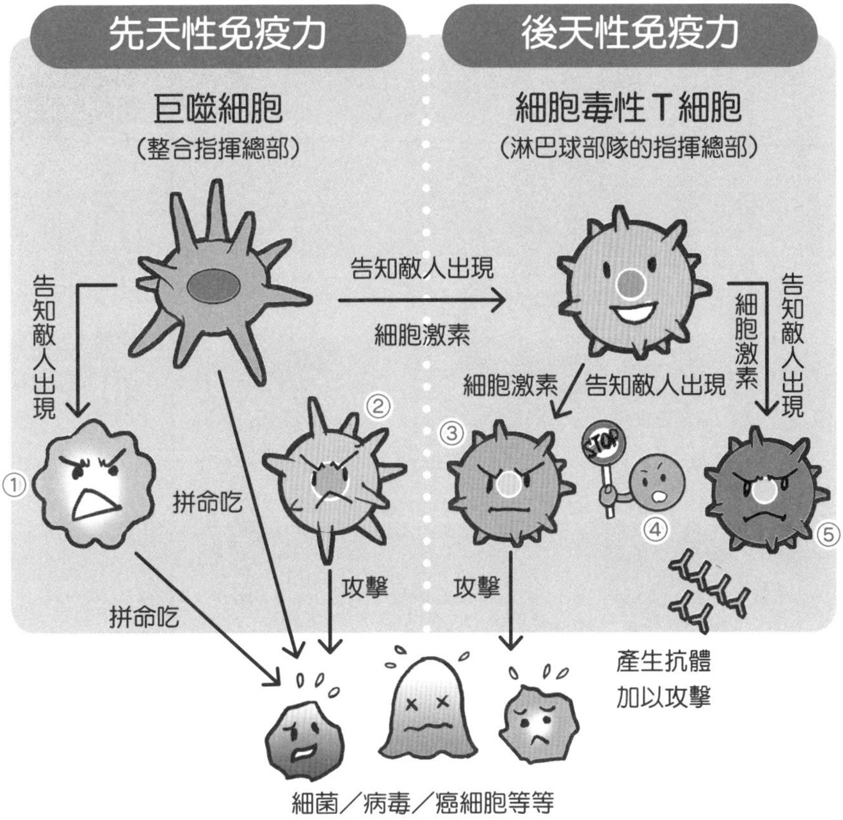

① **顆粒球**（尤其是嗜中性球）
透過活性氧攻擊敵人，將敵人吃進去後自爆

② **自然殺手細胞**（NK細胞）
攻擊已感染癌細胞或病毒的細胞

③ **細胞毒性T細胞（CTL）**
釋放細胞毒性，破壞異物細胞

④ **抑制性T細胞**
打出作戰終止的信號，使細胞毒性T細胞停止攻擊

⑤ **B細胞**
產生抗體加以攻擊

防禦功能受損，演變成粗糙緊繃的乾燥肌

健康的皮膚會有皮脂膜、角質層的天然保濕因子（NMF）、角質細胞間脂質的保濕要素隨時保持水分，確保防禦機能。此外，角質層會經常接收由表皮細胞層所供給的水分，隨時確保水分充足，維持水潤且健康的皮膚。然而在某些原因的影響下，當維持水分的機能受損時，皮膚將演變成乾燥肌。

形成乾燥肌的主要原因，可歸納成下述5點：

- 錯誤的肌膚保養方式，導致防禦機能受損。
- 年齡增長與生活習慣造成週轉更新狀況變差。
- 空氣乾燥（濕度低於50%會促進水分蒸發）。
- 年齡增長，以致天然保濕因子與細胞間脂質等減少。
- 汗水及皮膚分泌功能衰退。

你是乾燥肌嗎？

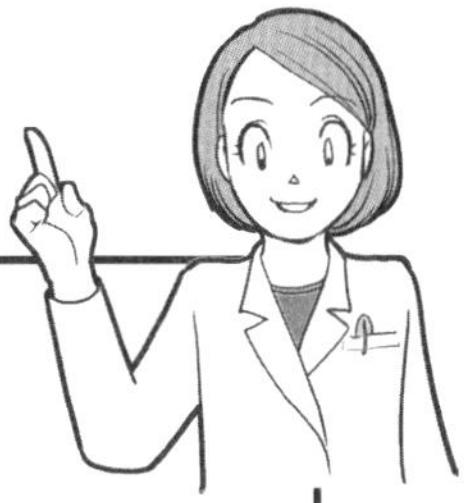

□ 洗臉後會感到臉部緊繃。
□ 觸碰皮膚會感覺粗粗的、乾乾的。
□ 會有搔癢及刺痛感。
□ 皮膚上出現白白的粉屑。
□ 嘴唇常常很乾。
□ 最近變得不好上妝。
□ 容易出現小細紋及黯沉，看起來比實際年齡老。
□ 一點點刺激就容易紅腫。
□ 一整天都待在冷氣房中。
□ 喜歡長時間泡熱水澡（41℃以上）。
□ 時常生活不規律、睡眠不足。
□ 會手腳冰冷。
□ 容易便秘。
□ 經常感到壓力很大。

※符合的項目越多，代表皮膚越乾燥。

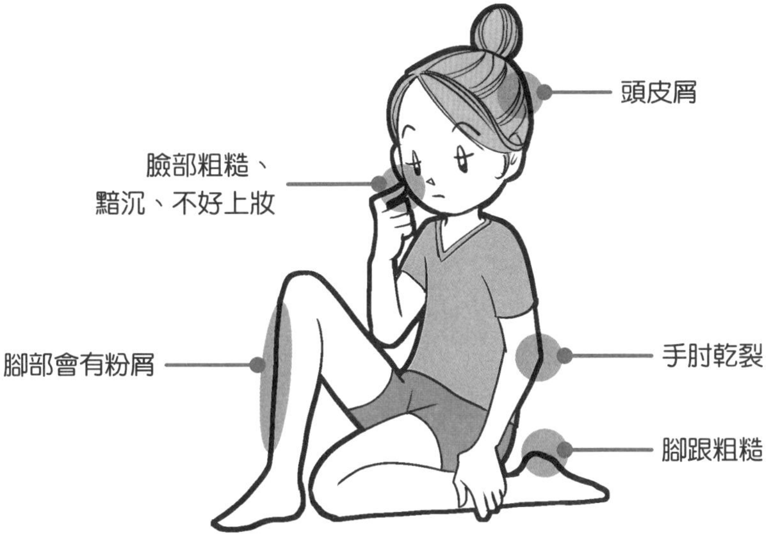
頭皮屑
臉部粗糙、
黯沉、不好上妝
腳部會有粉屑
手肘乾裂
腳跟粗糙

防禦功能受損嚴重時，會變成對所有刺激都容易起反應的敏感肌

皮膚的防禦機能損傷嚴重時，皮膚就可能變成知覺過敏的「敏感肌」。只要一點點刺激也會出現過敏反應，變得容易感覺搔癢。這是因為原本不會入侵體內的物質穿透皮膚，導致發炎的緣故。

敏感肌會出現癢到不行的搔癢現象以及刺痛感。此外，當肌膚粗糙、青春痘、粉刺、紅腫等情形惡化，並導致皮膚發炎後，有些人的臉就會看起來「泛紅」，這也正是過敏及異位性皮膚炎等疾病容易引發的症狀之一。

導致敏感肌的主要原因，推測有下述幾點：

- 錯誤的肌膚保養方式導致防禦機能受損。
- 因過敏體質或異位性皮膚炎等免疫系統過度反應所造成。
- 習慣摸臉、托下巴、搓鼻子、搔抓眼周等等。

你是敏感肌嗎？

- □ 洗臉後會感到臉部緊繃。
- □ 使用平時習慣的化妝品會感覺很刺激，皮膚出現刺痛感。
- □ 季節轉換時容易肌膚粗糙。
- □ 四季都是乾燥肌。
- □ 皮膚會出現白白的粉屑。
- □ 每次流汗後都會出現刺痛感。
- □ 曝曬在紫外線下就會出現泛紅、出疹、搔癢。
- □ 會長青春痘的同時，皮膚也有乾燥的問題。
- □ 感到壓力時膚況就會變差。
- □ 因旅行等因素環境改變時，皮膚就容易粗糙。
- □ 生理期前後皮膚容易粗糙。
- □ 被診斷為異位性皮膚炎。

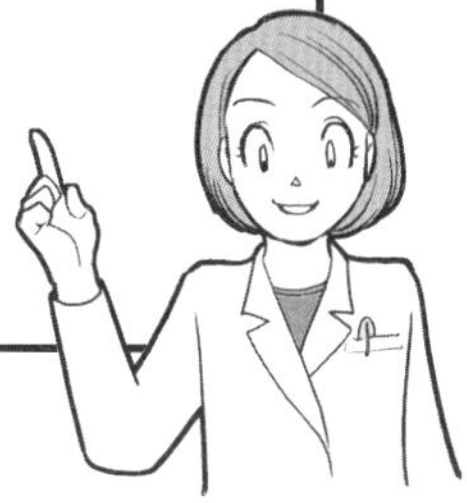

※符合的項目越多，代表皮膚越敏感。

一旦變成乾燥肌或敏感肌，便容易出現黯沉、黑眼圈、毛孔鬆弛、法令紋等皮膚問題，有時看起來會比實際年齡還要老。

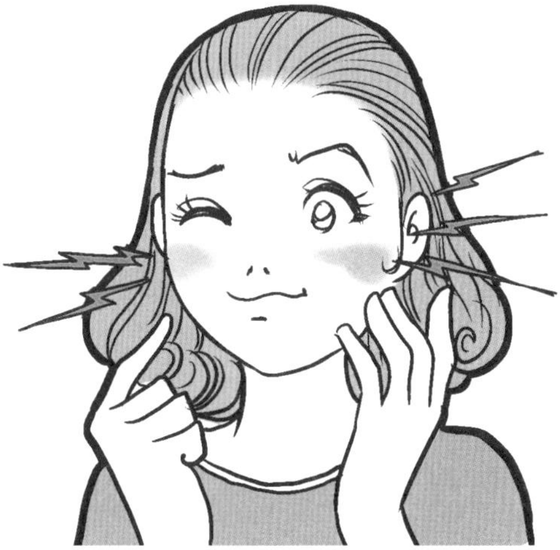

免疫系統反應過度或認知混淆時，將引發過敏現象

免疫系統的身體防禦反應，是守護身體的重要機能。但對於通常無害的異物，有時也會出現異常反應，將之辨識成「有害物質」並加以攻擊，這就是過敏反應。

常見的過敏反應，包括對過敏物質（過敏原）產生立即反應的即發性過敏反應，以及需經過1～2天才會出現症狀的延遲性過敏反應。

即發性過敏反應會在免疫系統與過敏原接觸時，製造稱為「免疫球蛋白E（IgE）」的抗體※。這個IgE與皮膚及黏膜肥大細胞表面的Fc受體結合後，會如同天線一般與過敏原起反應，於是會釋放出組織胺等化學物質，因此將引發搔癢及發炎現象。IgE原本應對寄生蟲等明顯敵人引發免疫反應，但有時卻將隨處可見的蟎蟲、花粉及化學物質誤判為「敵人」，進而引發異常的過敏反應。有些人嚴重時，甚至會導致休克（過敏性休克）而有致命之虞。

皮膚的即發性過敏反應為蕁麻疹，其他部位則會出現過敏性鼻炎或是過敏性支氣管性氣喘等症狀。

※抗體：過敏原在體內作亂前，會加以攻擊的免疫系統。
共有「IgG」、「IgA」、「IgM」、「IgD」、「IgE」等5種。

出現過敏反應的皮膚

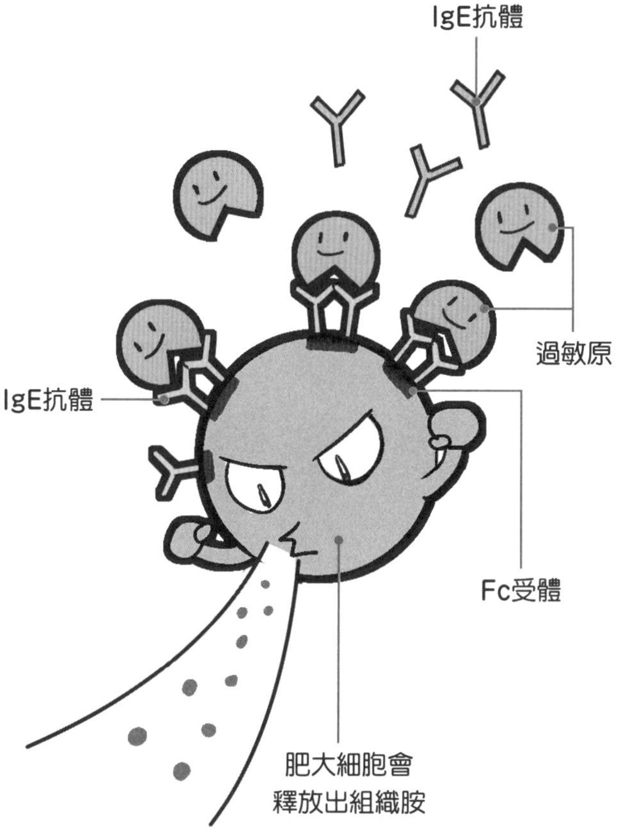
IgE抗體
過敏原
IgE抗體
Fc受體
肥大細胞會
釋放出組織胺

當過敏原
從皮膚或黏膜入侵時

會導致蕁麻疹、過敏性鼻炎、氣喘等疾病。
5～15分鐘內會起反應的過敏症狀稱作即發性過敏反應。

會對特定物質過敏的人，就是免疫系統有問題

雖然原因仍待釐清，但是不知不覺會「發癢」或「出疹」時，應懷疑是否為延遲性過敏反應（細胞性免疫反應）。

皮膚問題當中，最為人所知的就是過敏性的接觸性皮膚炎。這是T細胞將特定物質辨識為抗原（致敏）後，當此物質再次入侵（挑戰）時，T細胞就會因此活化，進而引起發炎現象。其特徵包括接觸致敏物質後1～2天，發紅、出疹或紅腫等症狀才會到達高峰、搔癢症狀加重、接觸部位周圍的發炎現象擴散等。

症狀輕微時，只要停止接觸致敏物質，1週左右就會逐漸恢復正常。但有些人在搔抓後會造成症狀擴散，出現發燒、全身無力等症狀。其他像是染白髮導致紅腫、帶耳環出現金屬過敏等等，可以藉由貼布試驗找出原因。

免疫系統的3大問題

免疫系統亢進（過敏）

對食品、植物、化妝品、隨身配件、藥物等出現過度反應，極少數會引發過敏性休克等現象。

主要疾病 蕁麻疹、藥疹、過敏性的接觸性皮膚炎等等。

免疫機低衰退

因年齡增長、飲食不均衡、寒冷及壓力等原因導致抵抗力下降時，就會出現肌膚粗糙、口內炎、無法消除疲勞等症狀。

主要疾病 細菌或真菌等造成的感染症、帶狀皰疹等等。

免疫機能異常

將自己身體的一部分視為異物加以攻擊，稱作自體免疫性疾病。

主要疾病 全身性的紅斑狼瘡等膠原病。

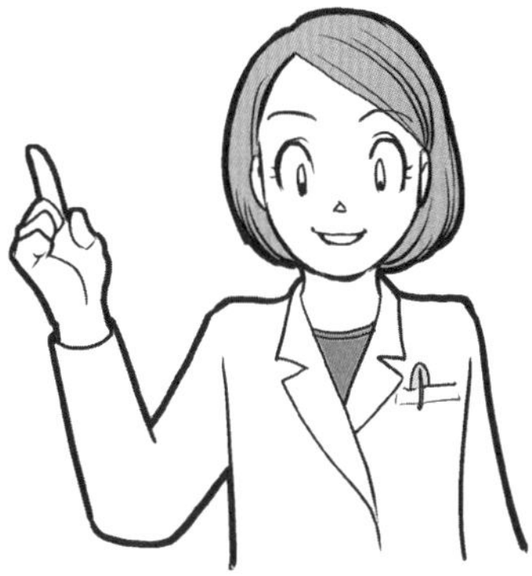

因為常在菌的正常運作，我們才能維持弱酸性的健康皮膚

想要知道皮膚是否健康，可以測試皮膚表面的「pH值」來得知。健康的角質層組織表面為pH4.5～6.0的弱酸性。

弱酸性的皮膚表面會有表皮葡萄球菌等皮膚常在菌穩定棲息，防止病原菌繁殖，並保護皮膚免受外部刺激。常在菌會將皮脂分解成甘油及脂肪酸，除了能提高保濕效果外，也能維持皮膚表面的弱酸性。

一提到「細菌」，一般人都會認為這是「不好的」或「骯髒的」，但其實也存在著許多對人體有益的細菌，比如說人體中的常在菌。

所謂的常在菌，指的是存在於體內的細菌（微生物）。其數量龐大，據說在腸道內就有約100兆個，在皮膚上棲息的也超過1兆個。適合不同部位的各種常在菌，都會為我們的身體帶來益處。

但一旦皮膚「不注重清潔」、「長時間摩擦」、「未保持乾燥」，這「3大不良習慣」（136頁）會使常在菌異常增殖，致使出現皮膚問題。

好的常在菌作用時，可維持皮膚呈現弱酸性

表皮葡萄球菌及痤瘡丙酸桿菌等好的細菌，會以汗水及皮脂成分作為餌食，經由代謝，將皮膚自然維持在弱酸性，形成抵抗力。

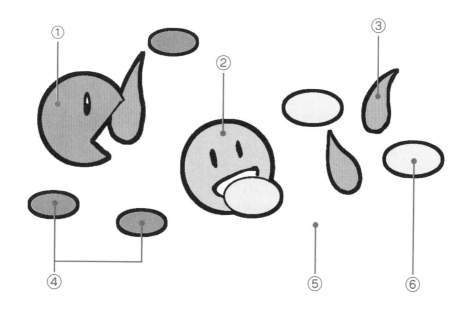

① 表皮葡萄球菌　④ 脂肪酸（維持在弱酸性）

② 痤瘡丙酸桿菌　⑤ 甘油（保持水分）

③ 汗水　⑥ 皮脂

常在菌失調時，皮膚就會出現問題

皮膚的常在菌在防禦機能受損時、皮膚偏鹼性時、因壓力導致抵抗力變弱時，好菌、壞菌、益生菌的平衡就會失調，變成感染源危害身體。

不只是壞菌，連好菌也會形成感染源，最具代表性的範例，就屬表皮葡萄球菌、痤瘡丙酸桿菌及黃色葡萄球菌等等。

表皮葡萄球菌及痤瘡丙酸桿菌會以汗水或皮脂為餌食，屬於可排除雜菌的好菌。痤瘡丙酸桿菌其實就是所謂的「面皰菌」，平時卻是能夠守護皮膚的好菌。而造成不良影響的黃色葡萄球菌，當皮膚維持在弱酸性時不會帶來影響，但一旦皮膚偏鹼性，它就會開始活化並增殖。

因搔抓、過度清洗等頻繁損傷，導致皮膚偏鹼性時，就會引發搔癢、發炎及疼痛等現象。如難治性的異位性皮膚炎，目前已得知就是因為防禦機能受損、以致容易感染細菌，而黃色葡萄球菌又一直增殖的關係。

好的常在菌作用

預防皮膚發炎

好菌可使皮膚維持在弱酸性，抑制偏好鹼性的壞菌(黃色葡萄球菌等等)繁殖，並可預防搔癢及發炎。

形成天然保濕乳液維持潤澤

皮膚分泌的汗水與皮脂會混合交雜在一起，好菌會將皮脂分解成甘油及脂肪酸，形成弱酸性的天然保濕乳液，也就是皮脂膜。

調整週轉更新狀態，預防肌膚粗糙

透過培育好菌來提高防禦機能，可維持週轉更新(新陳代謝)的規律性，活化皮膚。

抑制活性氧，有助於防止皮膚老化

照射紫外線後會產生致使皮膚老化的活性氧，好菌可吸收紫外線，還能抑制活性氧的產生數量，預防老化。

所有的生理活動，皆由自律神經24小時持續控管

每當我們感到壓力時，就會誘發搔抓行為，釋放出引發搔癢的物質。但此時在體內究竟起了什麼樣的變化呢？

壓力上升時，自律神經當中的交感神經會處於優勢，出現血壓上升、心跳加快、冷汗直流等現象。長時間持續這種狀態的話，會導致人體生理活動變得不規律。加上如果濕疹或皮膚炎是壓力所導致，除了會形成搔癢的惡性循環，同時也會引發身心的惡性循環。

所謂的自律神經，意指無關乎個人意志，24小時不眠不休、自動控制所有生理活動的神經。這些生理活動遍及多方層面，諸如呼吸、心臟跳動、血液循環、腸胃消化吸收、排便排尿、藉由發汗作用調節溫度等等。甚至在我們就寢時，也會自然呼吸、血液流動，這全是自律神經，尤其是副交感神經運作下的結果。自律神經一直都自律地運作著，所以一旦失去平衡，將帶來極大麻煩。

自律神經的作用

緊張時		放鬆時
擴張	呼吸道	收縮
快速	呼吸	穩定
收縮	血管	擴張
上升	血壓、血糖	下降
快	心跳	慢
緊繃	肌肉	鬆弛
壓抑	消化	促進
混亂	賀爾蒙分泌	安穩
抑制	白血球	活化
促進	流汗	抑制
活躍	大腦	放鬆
↑ 交感神經		↑ 副交感神經

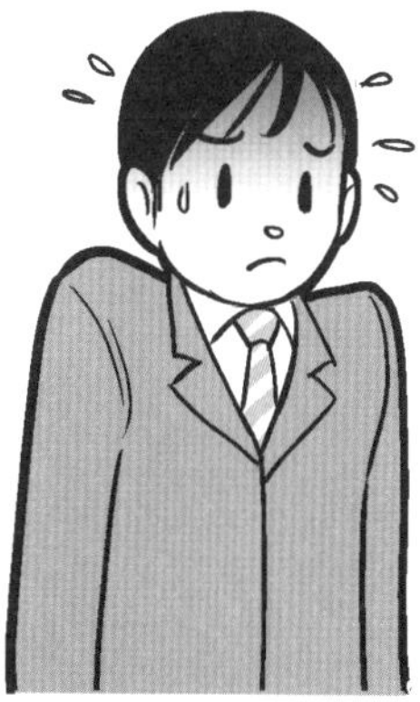

致使身心活躍，變得緊張或興奮。

使身心得以休息、修復、放鬆。

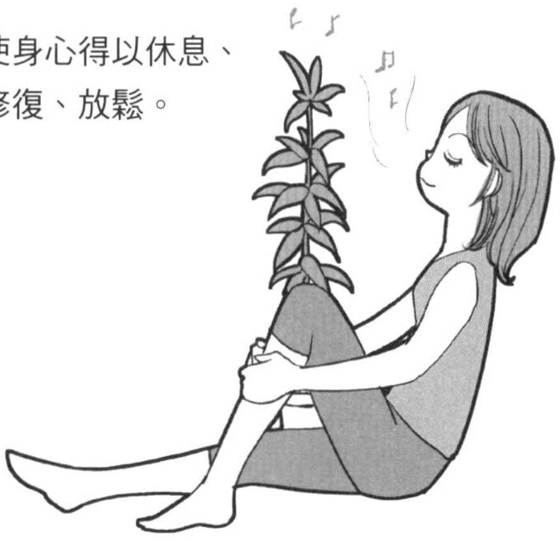

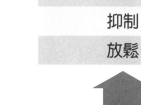

自律神經容易受情緒及壓力影響

自律神經是由副交感神經、交感神經所組成，相互進行對立的運作。大致來說，白天興奮或緊張時，交感神經會積極運作，提升運動組織機能，並抑制內臟運作；晚上休息或放鬆時，副交感神經就會處於優勢，使身體放鬆，促進內臟作用。當這2種神經維持平衡，我們的身心才能處於健康狀態。

但是，自律神經容易受到壓力影響，夜貓族的生活習慣、還有充滿壓力的現代社會經常使交感神經較為活躍，使得自律神經處於容易失調的狀態。自律神經一旦失調，人就會出現慢性疲勞、頭暈目眩、心悸、頭痛、肩膀僵硬、腰痛、耳鳴、抑鬱、焦躁、不安、口部及喉嚨不適等問題，而容易出現在皮膚的症狀，就是搔癢。

檢查看看！
你的自律神經是否正常？

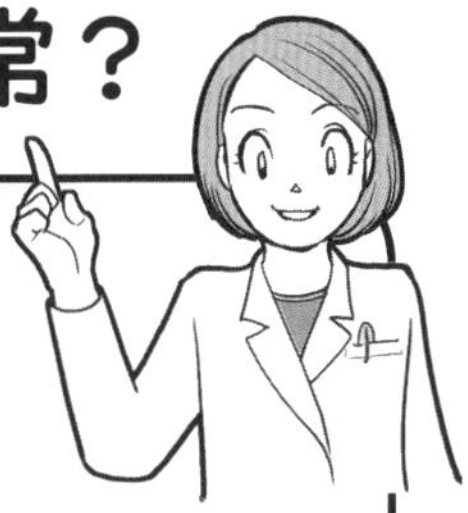

- □ 會頭暈目眩、起身時會頭暈或耳鳴。
- □ 胸口有壓迫感，感覺悶悶的。
- □ 爬樓梯時會喘不過氣。
- □ 有時心臟會跳得很快，或是脈膊跳動很快。
- □ 只有臉部會出汗，或是只有手腳會流汗。
- □ 夏天也會手腳冰冷。
- □ 有時會感覺手腳無力。
- □ 有時喉嚨會卡卡的或是感覺怪怪的。
- □ 早上爬不太起來，感覺很疲勞。
- □ 經常胸口灼熱或脹脹的、胃部不舒服。
- □ 會腹瀉或便秘，或是反覆便秘及腹瀉。
- □ 肩頸僵硬、腰痛一直治不好。
- □ 對於氣候變化相當敏感。
- □ 有時會感覺陽光非常刺眼。
- □ 上床後也睡不著。
- □ 常做可怕的夢，或是全身無法動彈。
- □ 明明沒有感冒也經常咳嗽。

※符合的項目越多，代表自律神經可能失調了。

⇩

覺得不太對勁時，
要多加注意！

誘發搔抓行為、使皮膚症狀惡化的壓力來源

壓力會導致皮膚狀況。那麼，究竟壓力從何而來呢？事實上，很多人並不知道自己累積壓力了。

舉例來說，工作或私生活中只要出現某些煩惱，就會令人焦躁不安或變得易怒，也有人會出現負面思考或是變得憂鬱，於是出現胃痛、沒有食欲、過食、腹瀉或便秘、失眠等等的症狀。這代表交感神經處於優勢，造成內臟負擔了。

當人承受極度緊張及巨大壓力時，末稍血管會收縮、肌肉緊繃，以致皮膚的血液循環變差。若狀態是暫時性，那就不會造成太大問題；若平時壓力一直很大的話，皮膚機能將會變差，有時就會引發搔癢現象，甚至有些人還會藉著搔抓消除壓力。

壓力與搔抓行爲的關係

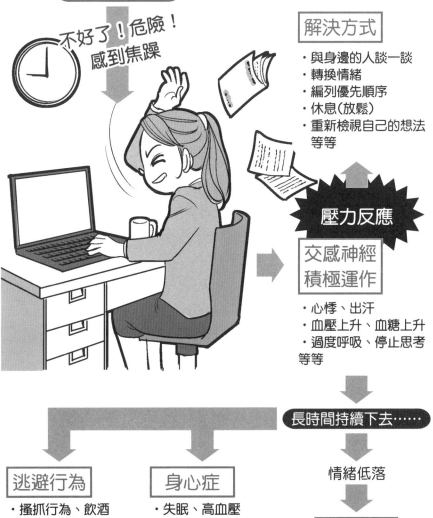

壓力來源

・工作、考試、人際關係等等

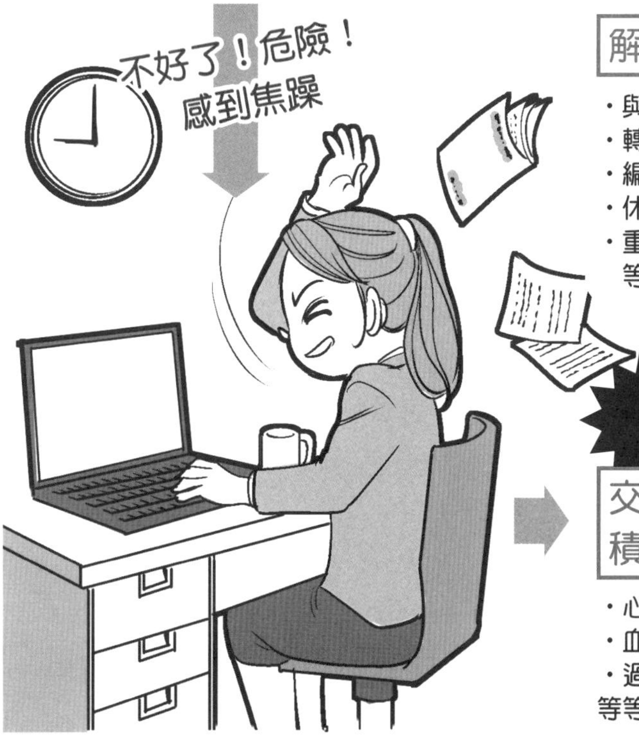

解決方式

・與身邊的人談一談
・轉換情緒
・編列優先順序
・休息（放鬆）
・重新檢視自己的想法
等等

壓力反應

交感神經積極運作

・心悸、出汗
・血壓上升、血糖上升
・過度呼吸、停止思考
等等

長時間持續下去……

逃避行為

・搔抓行為、飲酒
・過食、購物
・賭博等等

→ **成癮症（不良習慣）**

身心症

・失眠、高血壓
・恐慌症等等

情緒低落

→ **憂鬱症**

COLUMN 2

在工作上常碰水的人，是雙手粗糙的罪魁禍首

雙手粗糙稱作「手部濕疹」，這是平日工作經常碰水的人容易引起的皮膚炎。先是指尖粗粗的，感覺搔癢，接著會慢慢惡化成裂傷、龜裂，裂開的傷痕深，就會看見皮膚紅色的部分(真皮層)，一旦發炎或出血，就會出現劇烈疼痛。

因為雙手長時間碰水，加上清潔劑或肥皂的界面活性作用(透過水與油混合交雜作用下，藉此使汙垢容易去除)下，角質層會變粗糙、乾燥，於是防禦機能衰退，進而對於外部刺激變得敏感，導致雙手粗糙。

要解決這個問題，基本上是勤於擦手。請務必仔細地將每隻手指，包含指甲都要擦乾，並要注意保濕、避免手部冰冷、避免搔抓以及給予不必要的刺激。此外，穿戴手套、不要讓手直接接觸清潔劑也是一個不錯的解決方式。但有些人會因為戴手套過於悶熱，反而導致雙手粗糙。此時請先套上薄薄的棉製手套，再戴上橡膠手套，或是也有非橡膠材質的防水手套可選擇。清洗時也應避免使用冷水或熱水，以33～35℃左右的溫水為宜。

若是從事會碰到水的工作，可同時使用 2 種保濕劑。一是水及清潔劑不會滲透，具保護膜效果的「防護乳液」；工作以外的時間，請使用可賦予潤澤度的「保濕乳液」。

當手部粗糙情形惡化時，必需使用抗發炎的類固醇外用藥膏進行治療。但有時手部粗糙是因為過敏，因此建議大家先去皮膚科求診，由醫生協助找出原因，再接受適當的治療。

第3章

搔癢隨之而來！常見的12種皮膚病

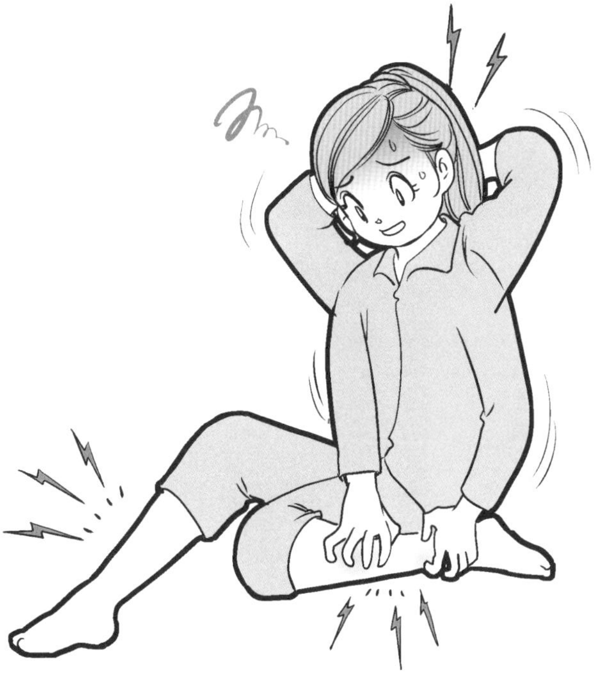

需留意帶病毒或原蟲等病原體的蚊子！

蚊蟲叮咬是平日常見的皮膚病之一。會叮咬人體的蟲分成4種類型，包括蚊子、跳蚤及蟎蟲等「吸血蟲」、蜘蛛或蜈蚣等「會咬人的蟲」、蜜蜂等「會叮人的蟲」，以及茶毒蛾等「毛有毒的蟲」。

被蚊蟲叮咬會引發出疹、搔癢及疼痛等發炎現象，是因為各種蚊蟲體內含有獨特的有毒成分，或是唾液中內含的成分注入我們的皮膚內而產生的過敏反應。

大家尤其必需留意，被帶病毒或原蟲等病原體的蚊子叮咬後，將引發感染症。國內目前一直有登革熱、茲卡病毒，國外也有瘧疾等感染症的病例出現。目前已知，這些感染症也可經由蚊蟲(白線斑蚊等等)為媒介感染。若要出國時，請了解當地的狀況，並採取預防感染的對策。

導致皮膚炎的蚊蟲，通常潛藏在庭院或公園的植栽等大自然中。事先了解這些地方會出現哪些蚊蟲，才能沉著地妥善應對。

會引起皮膚炎的蚊蟲(1)

吸血蟲

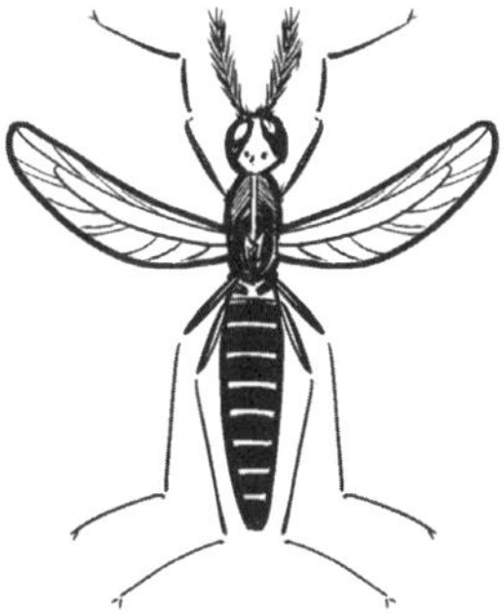

蚊子

體長約 5 mm，僅有雌蚊會為了產卵而吸血作為營養來源。吸血後馬上就會感覺到劇烈的搔癢。

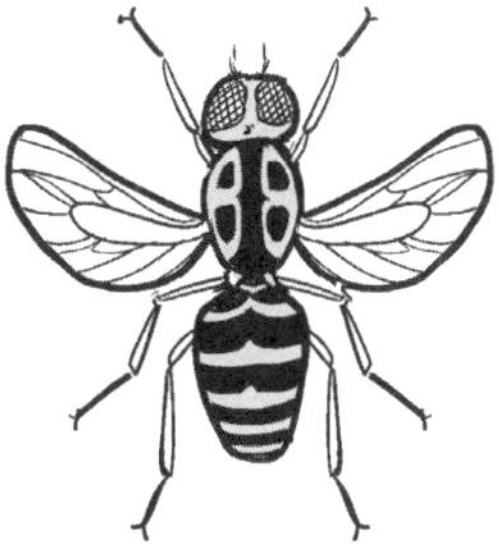

虻

除了會叮咬之外，還會用刃狀的口器切開皮膚，吸取流出來的血液。皮膚被切開的瞬間會導致劇烈疼痛，並出現強烈搔癢、紅腫及微熱等現象。

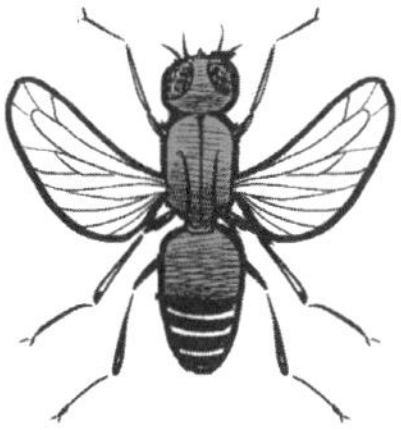

蚋

體長約為 2 ～ 4 mm，外貌類似蒼蠅，會齧咬皮膚吸取流出來的血液。一開始只是輕微疼痛，幾個小時後才會出現強烈搔癢及紅腫現象。

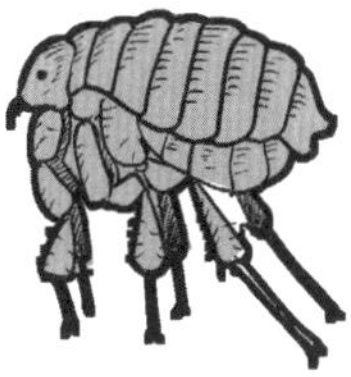

跳蚤

由體長約 2 ～ 3 mm的貓蚤所造成的叮咬。叮咬後 1 ～ 2 天會出現紅色疹子與搔癢，有時還會出現黃豆大小的水泡。

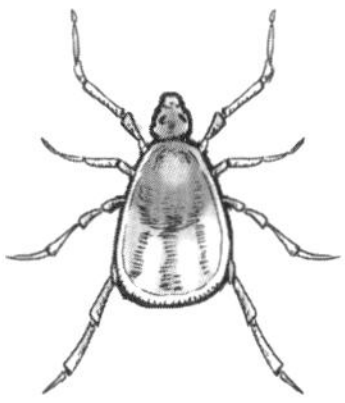

蜱蟲

外出至野外山區時，會咬進皮膚吸血。若勉強拔除會殘留口器形成疙瘩，請上皮膚科由醫生處理。

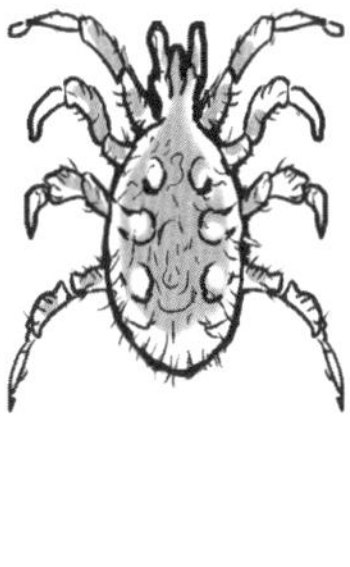

蟎蟲

家蟎通常寄生在老鼠身上，但是也會潛藏在寢具裡吸血。寄生在人的皮膚上時會引起疥瘡，在老人設施等處會出現團體感染的情形。

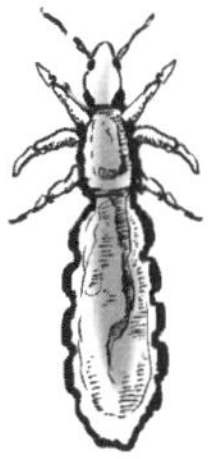

蝨蟲

會寄生在人體上，共有頭蝨及陰蝨這 2 種。有時會在兒童間引發團體感染，所以應經常檢查頭髮。

被蜜蜂叮後，有時會因過敏性休克而死亡

蜂毒的特徵，就是反應時間是所有蚊蟲叮咬當中速度最快的，必需儘早處置。

蜜蜂具有守護蜂巢、對抗外敵的習性。會叮人的蜂類共有胡蜂、馬蜂及蜜蜂3種。雖然通常只要不去干擾就不會被叮，但是到了秋天的繁殖期，有時只是經過蜂巢旁就會遭受攻擊。

被蜜蜂叮時，只要對蜂毒不會過敏，即便會出現輕微疼痛、搔癢或紅腫等症狀，也只需幾天就會逐漸消失；但對蜂毒會過敏的人，全身會出現蕁麻疹或浮腫現象，導致眼皮、嘴唇及舌頭腫脹，以及眼睛充血等「急性過敏」的過敏症狀。有時甚至還會伴隨血壓下降、呼吸困難及意識障礙等情形，這就是所謂的「過敏性休克」，有些人幾分鐘就會演變成心肺停止。

如果是在野外、遠離醫療院所的地方被叮咬，由於救護車得花費一段時間才能抵達，因此危及生命的風險就會升高。從事戶外活動時，請務必做好萬全的防蟲對策。

會引起皮膚炎的蚊蟲(2)

會咬人的蟲

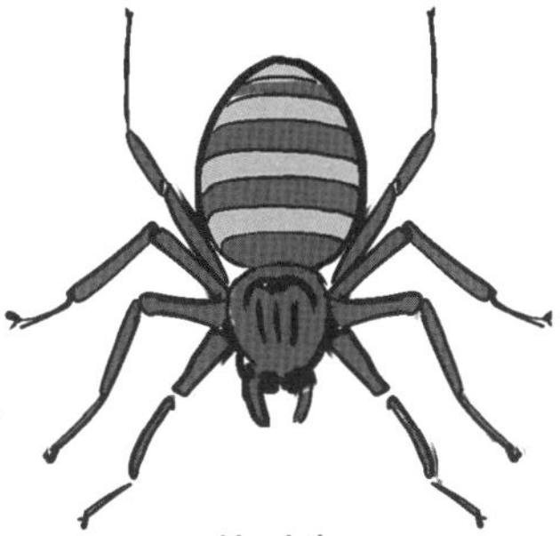

蜘蛛

被咬時會紅腫、疼痛，雖然不會演變成重症，但也具有能殺死其他昆蟲程度的毒液，還請多加留意。

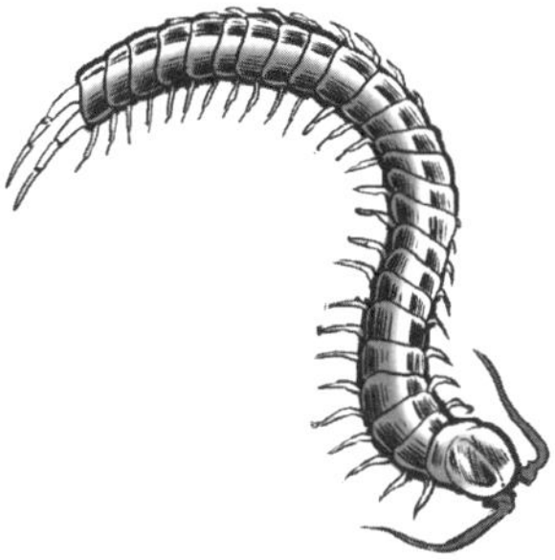

蜈蚣

被咬的瞬間會出現劇痛，逐漸覺得麻麻的、變紅變腫，症狀嚴重時會引發急性過敏。

會叮人的蟲

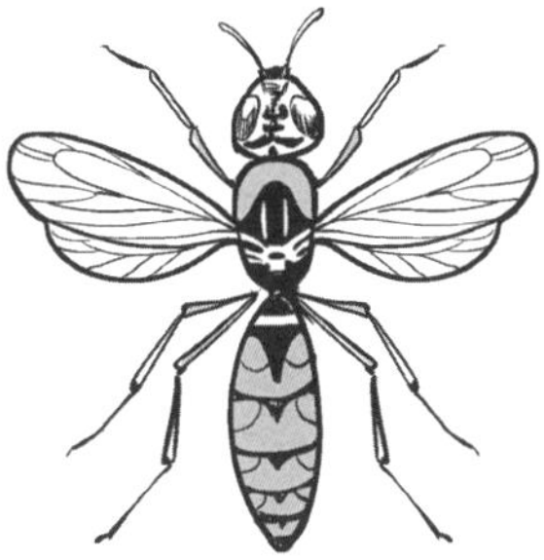

蜜蜂

剛被叮時會感覺疼痛，但幾天後就會好轉。有些人第 2 次被叮時會出現急性過敏反應，請特別注意！

毛有毒的蟲

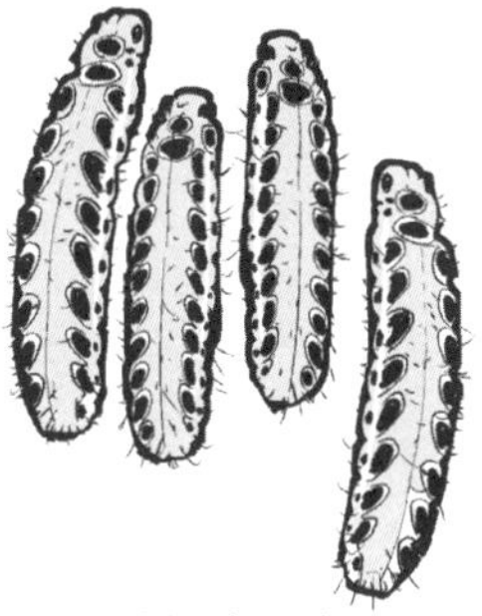

茶毒蛾

身上的毛有毒，會咬食山茶科植物樹葉的有害幼蟲。觸碰到的瞬間會伴隨刺痛感、出疹及劇烈搔癢。

擔心急性過敏時該怎麼辦？

可能會導致急性過敏的人，最好向專科醫師求診，請醫師開立腎上腺素自動注射器的處方，隨身攜帶。

男女老幼都可能感染，不知不覺中發病的皮膚癬

癬，是黴菌之一的「白癬菌」所引起的皮膚感染症。白癬菌最愛名為「角蛋白」的蛋白質，也就是我們人類角質層（體垢）、毛髮及指甲等等的主要成分，白癬菌會以這些角蛋白為餌食，寄生在我們身上。白癬菌也會在身體或手部繁殖，但是約9成都是繁殖於腳部。因為腳部的角質層非常厚，且穿鞋時雙腳會悶熱，這樣高溫潮濕的環境對白癬菌而言，是最適合生存的。

皮膚癬可能發生在腳上（足癬），也會長在指甲裡（爪白癬）。腳部的足癬俗稱為香港腳，可分為「趾間型」、「小水疱型」、「角質增殖型」3種，症狀會依部位而異。若感覺腳「粗粗的」、「濕濕爛爛的」、「出現水泡」、「皮膚裂開」等等，請務必檢測細菌、加以確診。切記外用藥需完全塗抹整個腳部，並持續治療3個月以上。皮膚癬如果長在指甲或頭部（頭白癬）的話，市售的外用藥通常看不出什麼效果，請至皮膚科進行診療。

現在馬上檢查看看腳底！香港腳的種類

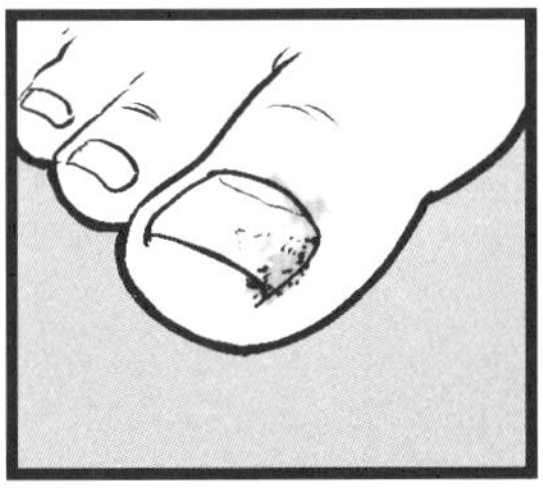

長在指甲的爪白癬（灰指甲）

白癬菌會慢慢深入指甲，指甲會變得白濁、變厚、表面會形成縱向皺摺。

長在腳部的足癬（香港腳）

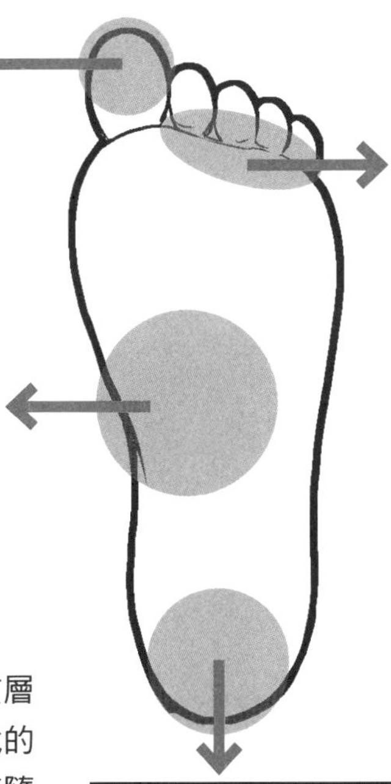

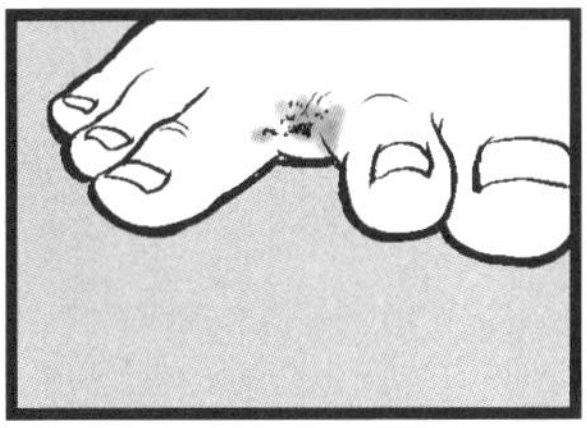

趾間型

有腳趾間會潮濕脹白且變得爛爛的「濕潤型」，以及會呈現泛紅濕爛且外皮剝落並出現龜裂的「乾燥型」。

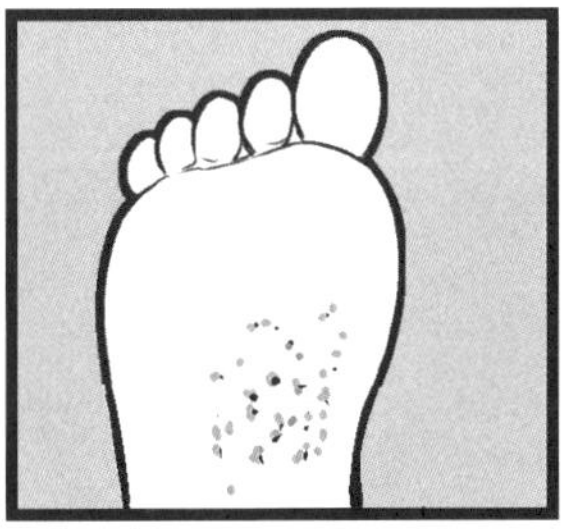

角質增殖型

腳底，尤其是腳跟的角質層會變厚且變硬。一旦惡化的話，皮膚會剝落，還會伴隨龜裂現象，這也是角質增殖型的一大特徵。

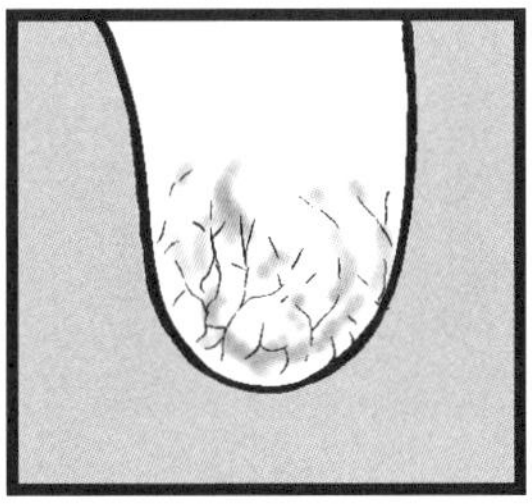

小水疱型

腳部邊緣以及足弓會出現小小的水疱，一段時間後會開始紅腫脫皮，特徵為強烈的搔癢感。

容易感染但不易治癒的新型皮膚癬!?

白癬菌也會感染腳部及指甲以外的部位，依感染部位不同，分別稱之為「頭癬」、「體癬」、「手癬」、「頑癬」等，每個部位的症狀也有所不同，但是都會伴隨嚴重搔癢，且頑癬、體癬、手癬也可能併發其他的皮膚病，建議前往皮膚科求診，並接受細菌檢查。

近年來，從家貓家狗身上感染「犬小芽胞菌」的病例不斷增加，也有越來越多感染者從國外帶回新型的白癬菌，比如造成頭癬的「斷髮癬菌」，就常出現在容易擦傷的人、或是從事柔道、業餘摔角等格鬥技選手間，甚至會出現集體的感染情形。症狀是在臉部、頸部及上半身出現泛紅粗糙現象，頭部會形成頭皮屑、膿或痂，感染力較其他白癬菌更強，需服用藥物治療，但一旦感染便不易治癒，日後整個家庭都會有感染擴散之虞。

癬的種類

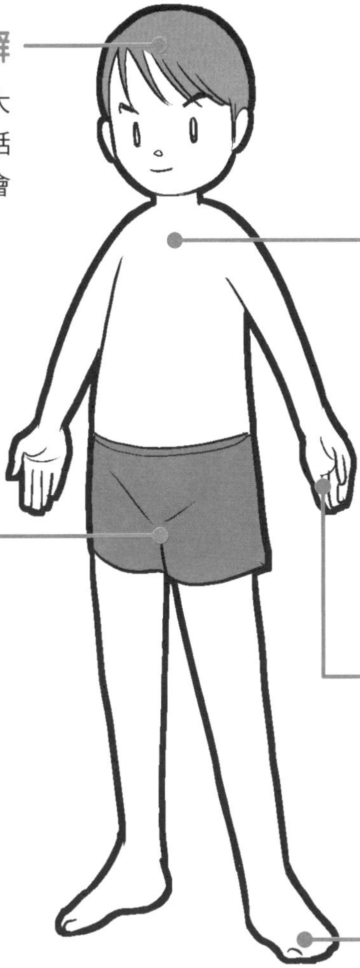

頭癬

頭皮會不斷剝落，產生大量頭皮屑。不予理會的話會造成脫髮，有時毛囊會發炎，並形成膿疱。

體癬

特徵為輪廓會變紅，形成邊界清楚的狀態。會有強烈搔癢現象。有時會從飼養的貓狗身上被感染。

頑癬

也稱作股癬，白癬菌會出現在陰部或胯下。除了出現強烈搔癢外，也會伴隨著色素沉澱的問題。這種皮膚病大多以男性為主。

手癬

症狀與香港腳一樣，但是發作比例較腳部少，在1成以下。

香港腳、灰指甲

感染至身體上的白癬菌，大多來自於香港腳或灰指甲，所以體癬發作時也別忘了臉查腳部！

新型的白癬菌！斷髮癬菌感染症

頸部及上半身會出現紅腫現象，頭部會形成頭皮屑、痂或膿，需經由皮膚科所開立的內服藥才能有效治療。

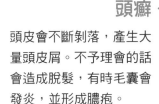

不理會乾燥肌，將招致搔癢症及皮脂缺乏性濕疹

皮膚的防禦機能會隨著年齡增長而衰退，當皮脂或水分減少，導致皮膚保水力變差時，就會變成乾燥肌。皮膚乾燥的狀態，便稱作「乾皮症」。

研究證實，約95%的乾皮症發生在高齡者身上，據說其中半數都會伴隨搔癢現象。高齡人士的乾皮症與其說是皮膚病，更可說是一種生理現象。若不予理會的話，即便些微刺激也會演變成過敏反應，進而引發「搔癢症」、「皮脂缺乏性濕疹」、「錢幣型濕疹」。

搔癢症是一種僅會感覺到搔癢的皮膚病，其發作機制仍不十分明瞭，有時內臟疾病或口服藥物也會導致搔癢症。

皮脂缺乏性濕疹好發於膝蓋至腳踝、手臂等處，常見白色粉屑脫落，或是泛紅、濕疹、裂傷、龜裂，以及如同頭皮屑般剝落的粉屑。進一步惡化後，有些人會變成錢幣型濕疹。

由乾燥肌演變成皮脂缺乏性濕疹

病例① 搔癢症

看不出什麼明顯的症狀，僅會出現搔癢現象。搔抓部位會發炎，形成二次性的濕疹等症狀。

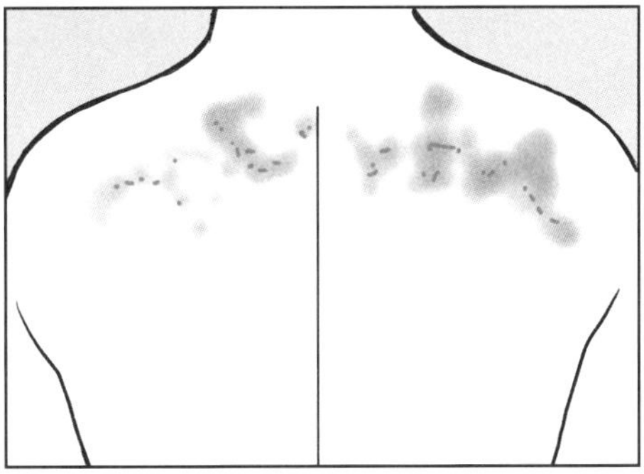

在雙手抓得到的後背範圍內出現抓傷。

病例② 皮脂缺乏性濕疹

會出現皮膚粗糙、粉屑、裂傷等情形，同時還會引起搔癢及疼痛，尤其好發於高齡者的小腿。

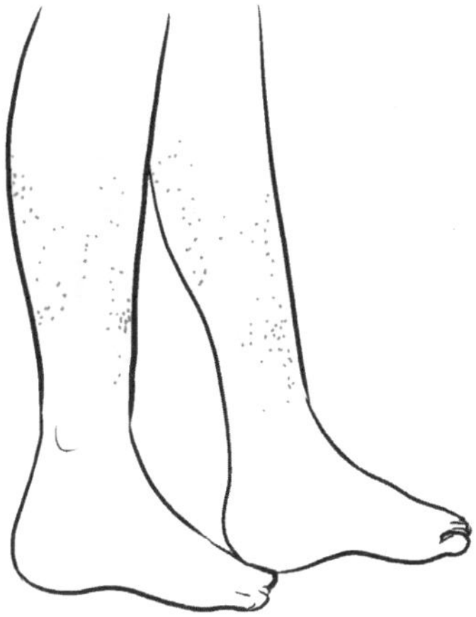

小腿會變得粗糙，
還會形成粉屑。

病例③ 錢幣型濕疹

丘疹集中，形成10圓硬幣大小的圓形或橢圓形紅疹，且會強烈搔癢。大多長在下肢，搔抓時還會擴散至四肢或軀幹。

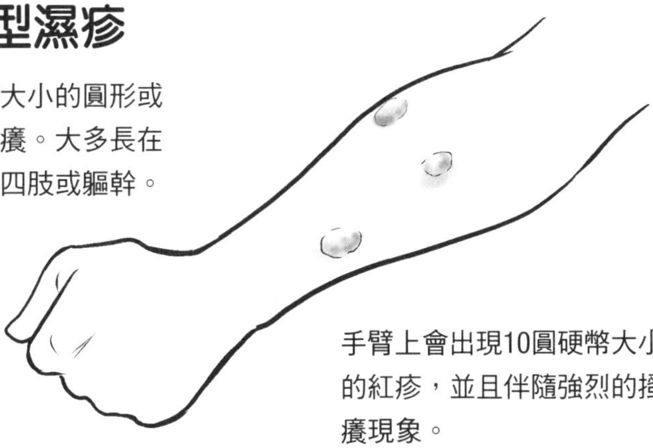

手臂上會出現10圓硬幣大小的紅疹，並且伴隨強烈的搔癢現象。

周遭的所有物質都可能導致皮膚紅腫

接觸性皮膚炎是指皮膚接觸到某種物質後，接觸到的皮膚部位出現紅腫的狀態。身體周遭的所有物質都有可能會導致接觸性皮膚炎，也有人是照射到陽光，就會發作的光敏性皮膚炎。

接觸性皮膚炎共有下述2種類型：

●刺激性接觸性皮膚炎：碰觸到刺激性物質就會引發皮膚炎。接觸到的部位會引起泛紅、刺癢、刺痛或搔癢現象，大部分在很短時間就會發作。若導致皮膚炎的物質毒性很強時，有時會形成如同燒燙傷般的大水泡。

●過敏性接觸性皮膚炎：只會對特定物質過敏，屬於延遲性過敏反應（66頁）造成的皮膚炎。接觸到會導致皮膚炎的物質後1～2天才會出現強烈搔癢，同時泛紅、濕疹及紅腫等症狀會變得最為嚴重。

接觸性皮膚炎的主要原因

可能造成皮膚炎的物質

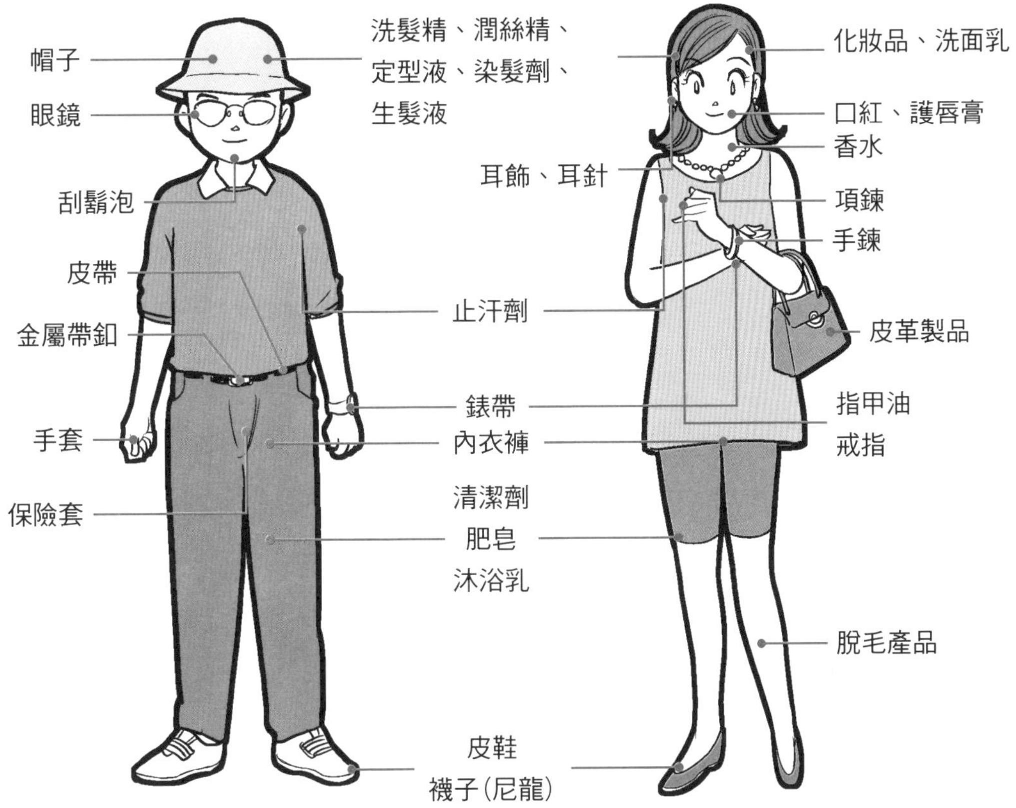

帽子
眼鏡
刮鬍泡
皮帶
金屬帶釦
手套
保險套
洗髮精、潤絲精、
定型液、染髮劑、
生髮液
耳飾、耳針
止汗劑
錶帶
內衣褲
清潔劑
肥皂
沐浴乳
皮鞋
襪子(尼龍)
化妝品、洗面乳
口紅、護唇膏
香水
項鍊
手鍊
皮革製品
指甲油
戒指
脫毛產品

飲食方面，包括芒果、銀杏果、蘆薈、等食物，
都容易導致皮膚紅腫。

必需查明何種物質會導致紅腫，
並避免與該物質接觸。
無法找出原因時，
只要是在無法預防的狀態下，
都有可能會演變成重症。

因貼布上的藥劑所引發的接觸性皮膚炎

遇到肩膀僵硬、腰痛、扭傷、瘀傷、肌肉痠痛等各種狀況時，最常被人拿來改善不適症狀的貼布，其中內含的成分，有時卻會造成刺激，引發搔癢、紅斑、接觸性皮膚炎、藥物致光過敏反應等等。

貼上內含消炎鎮痛成分(氯索洛芬等)、可抑制發炎症狀及疼痛的貼布後，有時會出現覆蓋的皮膚泛紅、出疹，且會逐漸發癢等狀況，這就是最典型的接觸性皮膚發炎症。曾經導致紅腫的人，下次請避免使用。

此外，主成分為可多普洛菲的貼布，有時會引發藥物致光過敏反應。貼上貼布後只要照射到陽光，就會對紫外線起反應，導致貼上貼布的部分出現過敏反應。所以貼上這種貼布的部位，必需避免照射到紫外線。此外，還有OK繃也容易造成皮膚紅腫，請大家特別留意。

確認貼布的使用方法！

病例① 貼布所造成的接觸性皮膚炎

除了主成分所造成的刺激及過敏反應之外，長時間貼著貼布致於皮膚悶熱，也會造成接觸性皮膚炎。一般來說，貼上貼布後 4 小時內可發揮最佳藥效，嚴禁長時間貼著貼布。

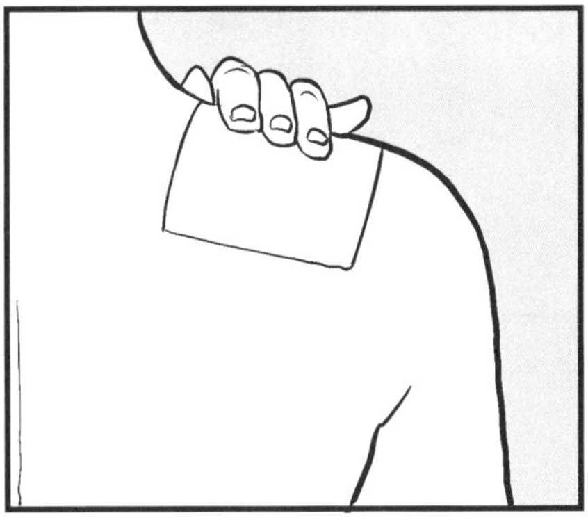

造成皮膚紅腫的成分五花八門。

病例② 藥物致光過敏反應

有時貼上主成分為可多普洛菲的貼布，撕下後一照射到陽光便會紅腫，引發嚴重的皮膚炎。

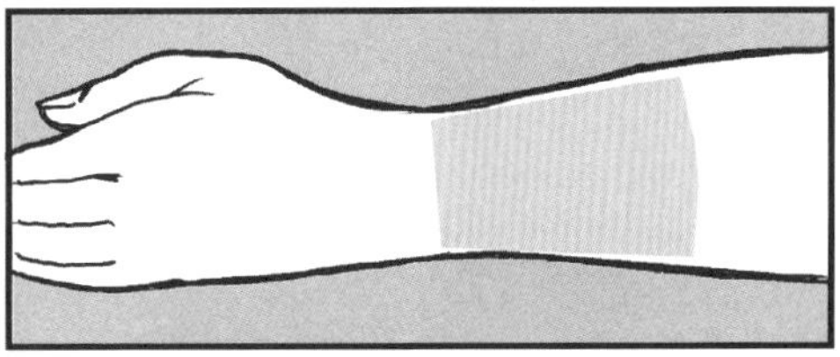

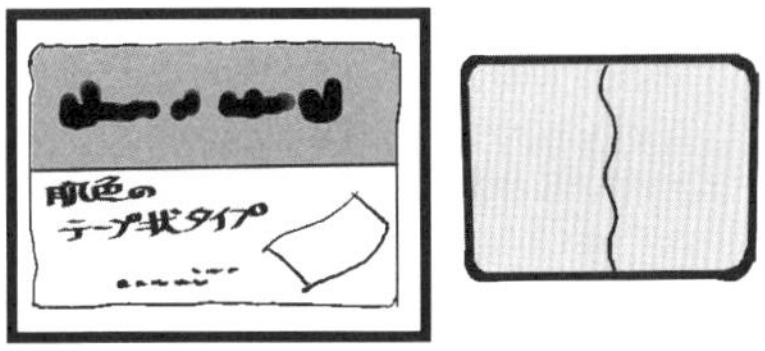

醫療院所開立的貼布藥膏，其內含成分的份量會多一些。

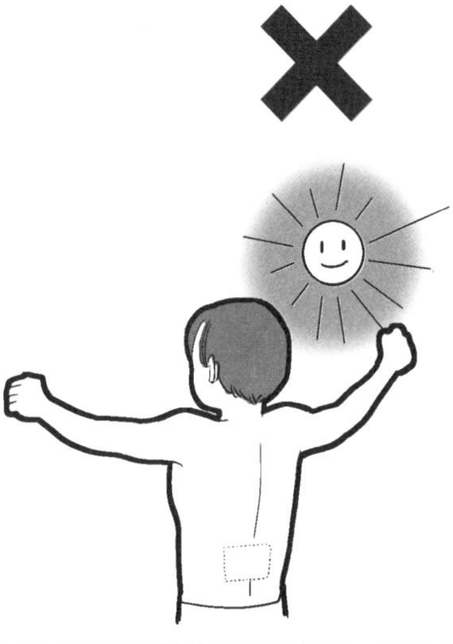

有些人撕下貼布後，即便已經經過數週，照射到陽光還是會出現症狀，使用前請參閱貼布上詳細標註的使用注意事項與副作用。

在夏季酷熱及節電風潮影響下，「成人痱子」與日俱增

「痱子」的正式病名稱作「汗疹」，屬於濕疹、皮膚炎的一種。一般認為這是兒童常見的症狀，但近年來，在夏季酷熱及節電風潮影響，以及機能性內衣褲(發熱材質)的流行，深受成人痱子所惱的人也不斷增加。

持續大量流汗的話，分泌汗水的汗腺出口就會堵塞。由於汗水內含有引發發炎症狀的物質，因此會出現發炎現象。

無論是兒童或是成人，汗腺數量幾乎不相上下。以兒童為例，由於身體小所以汗腺十分密集，因此容易長痱子。像是頸部、乳房下方、腋下、腹部周圍、大腿根部、膝蓋後側以及手肘內側等部位，不但容易囤積汗水，也常積聚熱氣及濕氣，更是汗疹好發的，皮膚容易受到摩擦的部位。

假使去搔抓痱子，或是放任不管的話，發炎症狀惡化後將變得不容易治癒。只是小小的痱子也千萬別輕忽，在日常生活中多加留意，避免長出痱子來。

汗水導致的皮膚病

病例①

痱子（紅色汗疹）

大量流汗後會長出許多小顆的紅色丘疹，且會輕微搔癢。出現細菌感染後，有時恐演變成膿皰型汗疹或黃水瘡（96頁）。

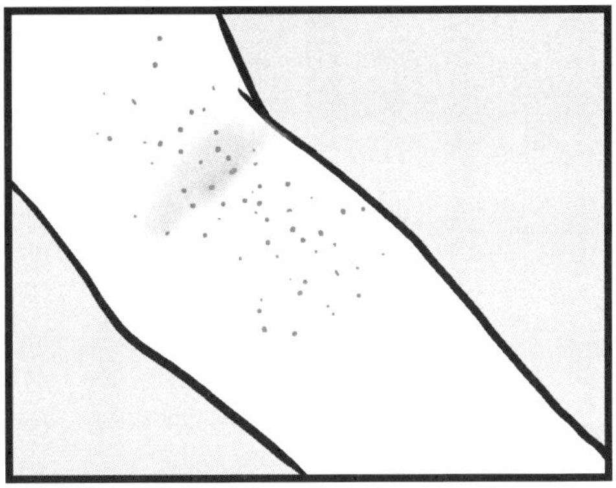

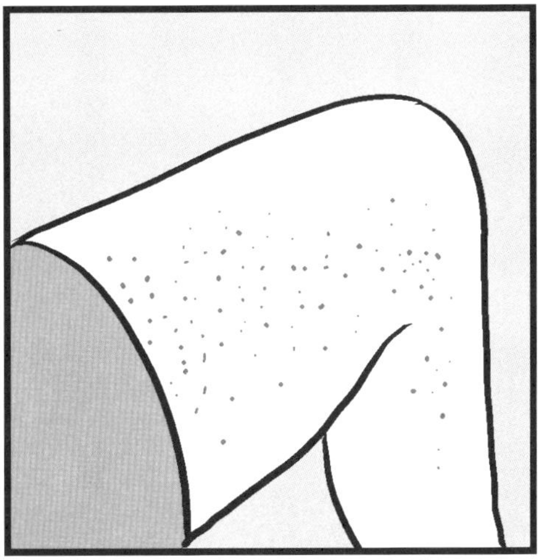

病例②

膽鹼能性蕁麻疹

因運動、沐浴或緊張等情形而流汗後，馬上就會形成具刺痛感的小顆紅色膨疹。在30分～1小時內就會消失。

如何預防長痱子？

- ☐ 流汗後馬上擦乾，保持皮膚的清潔。
- ☐ 穿著通氣性、吸濕性佳的內衣褲及衣物。
- ☐ 身在屋內時應使用空調，避免處於高溫潮濕的環境。
- ☐ 沐浴後將水分完全擦乾。

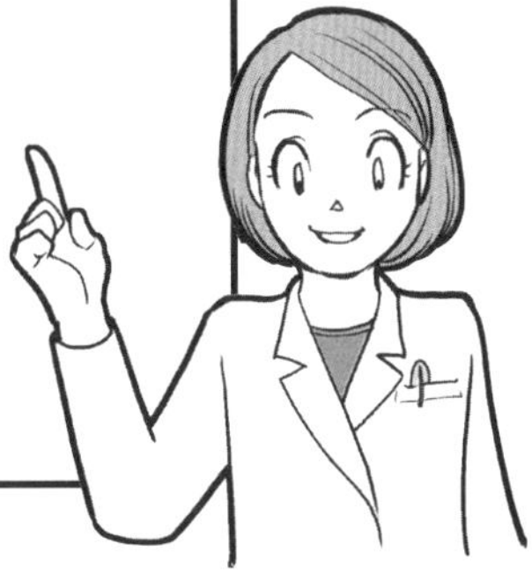

四處飛散的黃水瘡需儘速接受治療！

「黃水瘡」的正式病名叫作「傳染性膿痂疹」，是細菌感染的皮膚感染症。因搔癢而搔抓後，水疱或膿疱會立即破裂，水疱中的細菌便會四處飛散，瞬間又會陸續長出新水疱及膿疱來。

黃水瘡可分成下述2種類型：

●水疱型膿痂疹：鼻黏膜、蚊蟲叮咬後的抓傷、擦傷等處，在黃色葡萄球菌感染下，藉由黃色葡萄球菌產生的表皮剝脫毒素，使得表皮受到破壞，進而形成水疱或膿疱。夏季常在嬰幼兒身上發作，且會經接觸而感染。

●結痂型膿痂疹：經由化膿性鏈球菌感染下而發作，有時會與黃色葡萄球菌混合感染，引發強烈發炎症狀、皮膚紅腫、多發性的膿疱並結成痂。常伴隨發熱及咽喉炎，且任何年齡、任何季節都會突然發作。與異位性皮膚炎同時發生的話，會容易演變成重症。

黃水瘡會擴散全身！

病例①

從鼻子到整個臉部都長出水疱型膿痂疹。細菌容易在鼻黏膜增殖，習慣搓鼻子的兒童需特別留意。一般會同時使用抗菌軟膏與口服藥物。為預防感染範圍擴大，塗上軟膏後需蓋上紗布加以保護。

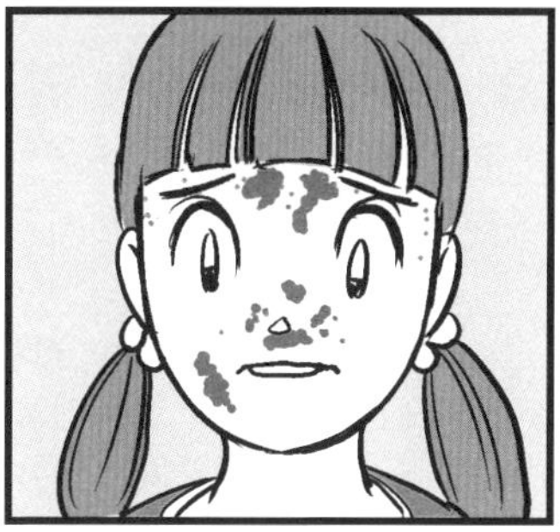

病例②

從膝蓋擦傷而引發的水疱型膿痂疹。有時貼上OK繃後會因傷口悶熱而使細菌增殖，撕下OK繃時又會造成皮膚受傷而感染。

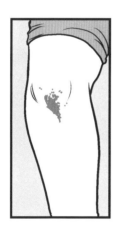

病例③

合併異位性皮膚炎的結痂型膿痂疹。搔抓後的手臂會紅腫，形成多發性的膿疱並結成痂。

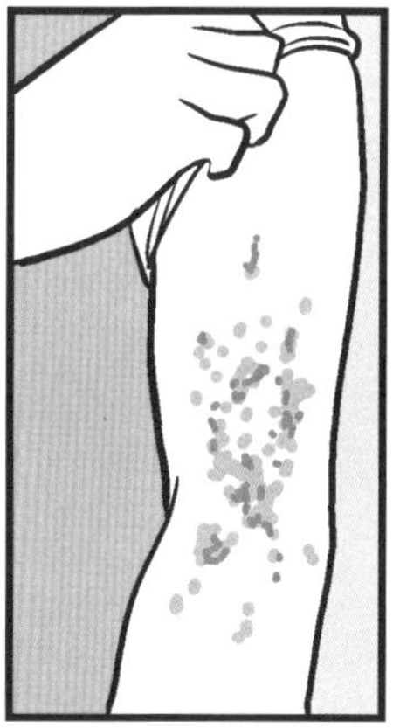

細菌在高溫潮濕的環境下容易繁殖，
因此尤其在夏天需特別留意。
為了預防家人感染，洗澡時應採淋浴方式，
並嚴禁共用毛巾及衣物。

當身體局部出現嚴重濕疹時，搔抓會使濕疹擴散全身

局部皮膚發生濕爛的嚴重發炎症狀（原發部位）後幾天，發炎症狀往周圍形成小規模的濕疹（散佈性丘疹）時，應懷疑是自體敏感性皮膚炎

自體敏感性皮膚炎的特徵為全身感到劇烈搔癢，甚至夜不能眠，有時還會伴隨發燒、倦怠感以及食欲不振等症狀。由於散佈性丘疹後難以治癒，加上治療需要較長時間，因此是絕對不容忽視的皮膚病。

其最大特徵能找出原發部位，且起因為接觸性皮膚炎的機率非常高。其他如蚊蟲叮咬或是手部粗糙等輕微的皮膚症狀若是一經搔抓，或是使用錯誤的方式處理也可能導致，且搔抓行為將使症狀惡化、更為棘手，並引發過敏反應。

只要針對原發部位進行適當的治療，自體敏感性皮膚炎即可完全治癒。越早治療，越能防範惡化成自體敏感性皮膚炎。

自體敏感性皮膚炎

病例 從蚊蟲叮咬演變而來

搔抓蚊蟲叮咬處，在出血的傷口塗上市售的止癢藥膏，將導致散佈性丘疹一口氣擴散，全身會變得刺刺癢癢的，甚至夜不能眠。

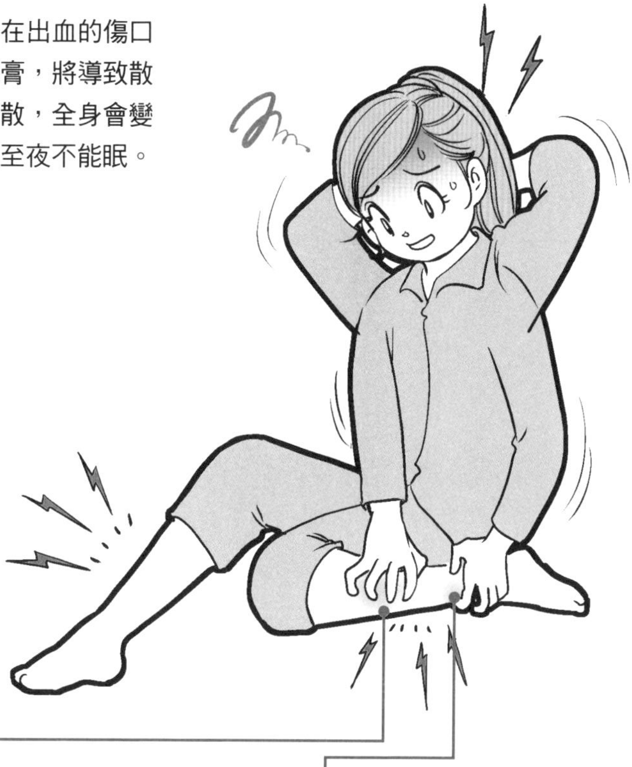

原發部位

最早形成的蚊蟲叮咬處、濕疹、皮膚炎、燒燙傷等等的部位，輕微的皮膚症狀惡化後，進而引發過敏反應。

散佈性丘疹

從原發部位擴散開來的濕疹、皮膚炎遍及全身，會引起強烈搔癢甚至於夜不能眠，搔抓後又會更加擴散。

⇩

自體敏感性皮膚炎的症狀，
有時會和病毒感染症的水痘或疥癬十分相似，
箇中差異可透過是否有原發部位加以判斷。

發癢及出疹在24小時內即會消失的暫時性皮膚病

在局部皮膚出現明顯隆起的紅色疹子，絕大多數在幾十分鐘至24小時內就會消失，屬於暫時性皮膚病的蕁麻疹。

蕁麻疹特有的疹子，有些只有1～2㎜左右，有些則會覆蓋全身，形狀千奇百怪。蕁麻疹與多種因素有關，雖然目前發現90%左右的蕁麻疹都是原因不明，但研究結果指出，當人感到疲勞、有壓力時，蕁麻疹便容易發作。

蕁麻疹與濕疹的主要症狀十分相似，同樣都會搔癢，但是症狀發作的方式以及治療用藥並不相同。以濕疹為例，症狀會持續且不斷惡化。由於表皮會伴隨發炎現象，因此會使用類固醇藥膏；而蕁麻疹則是疹子會反覆出現又消失，但是出疹後通常幾十分鐘便會消失不見，會以口服抗組織胺的方式治療，但若為重症的話，也會使用口服類固醇。

蕁麻疹的主要種類

分類	種類	種類
原因不明	慢性蕁麻疹	發病後症狀會反覆出現超過1個月以上，大多無法找出特定原因。
過敏反應	過敏性蕁麻疹	對食品、藥劑、昆蟲或植物等內含的特定物質起反應，與和過敏原結合的IgE抗體有關係。
非過敏	急性蕁麻疹	發病後1個月內，症狀會反覆出現，大多起因於細菌或病毒感染。
	物理性蕁麻疹	因摩擦、壓迫、寒冷、溫熱、陽光(紫外線)以及震動等物理性刺激所引起。
	膽鹼能性蕁麻疹	因沐浴、運動或精神上的緊張而流汗後就會長出來，好發於幼兒至青年期。
	不耐症	因阿斯匹靈等非類固醇類消炎鎮痛藥、色素、食品添加物、香料、食品中的水楊酸等所引起。
	血管性水腫	嘴唇及眼皮等部位會突然腫起來，且經過2～3天才會消失，不會同時出現搔癢情形。

病例①

長在大腿上的蕁麻疹

如同蚊蟲叮咬後的樣子，膨疹會發癢且變紅隆起，幾十分鐘後即會好轉。

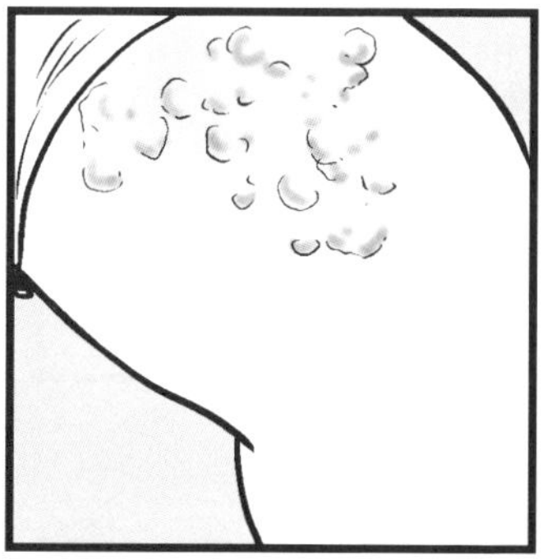

病例②

長在手臂上的劃痕性蕁麻疹

稱作劃痕性蕁麻疹，特徵為出現線條狀的疹子，摩擦後會形成相同痕跡的皮膚劃痕症。

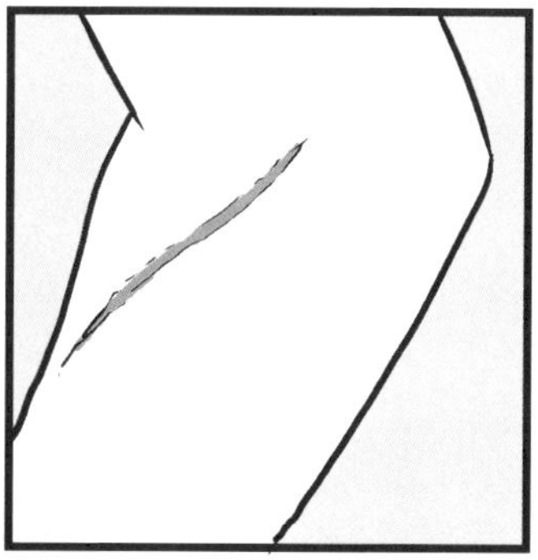

頭皮屑雖然不是病，但是有時恐導致掉髮或頭髮稀疏

頭皮屑是因為皮膚新陳代謝後，老舊角質剝落後的老廢物質（體垢），因此本身並不算是一種疾病。但頭皮屑附著在頭髮或肩膀上，總會給人不乾淨的感覺，成為一種困擾。

頭皮屑可分成「乾性頭皮屑」與「油性頭皮屑」，2種都是以皮脂作為餌食的皮膚常在菌異常繁殖，才會引起頭皮屑及搔癢現象。頑固的頭皮屑若會造成困擾時，請立即上皮膚科求診。置之不理的話，恐將造成毛髮稀疏、掉髮、脂漏性皮膚炎、頭部白癬等更加嚴重的症狀。

頭皮問題與壓力、睡眠不足、抽菸、喝酒、搔抓行為、化妝品、錯誤的洗髮方式、飲食等生活習慣息息相關。即便使用了皮膚科開立的藥物，若不改善生活習慣的話，有時症狀並無法好轉，因此在接受治療的同時，也應認真改善生活習慣。

你的頭皮屑屬於哪一種？

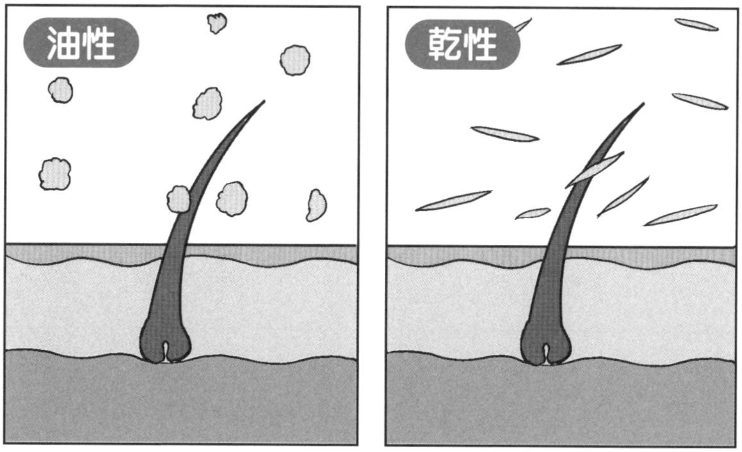

狀態	油性頭皮屑	乾性頭皮屑
頭皮屑的狀態	油膩且會沾附在頭皮上，抓頭時會整塊掉落，有時也會跑進指甲縫中	又白又細，十分乾燥，一抓頭就會飛散下來，有時也會自然掉落
頭皮的狀態	容易油油的	乾乾的
變多的季節	夏天會變多	冬天會變多

頭皮屑的主要原因

□頭皮乾燥　□皮脂失衡　□週期更新混亂

⇩

發現有頭皮屑時，也有可能罹患了「脂漏性皮膚炎」。
由於皮脂分泌會受到男性賀爾蒙非常大的影響，
因此頭皮屑的特徵較容易出現在男性身上。

成人痘會惡化，原因出在過度保養及壓力!?

青春痘（痤瘡）是會在臉部、後背及胸部發作的慢性皮膚炎。痤瘡被稱作「青春的象徵」且容易被忽視，但若因發炎嚴重而留下痘疤，可是會讓人後悔莫及。

在性賀爾蒙增加之下，臉部的皮脂量也會相對一口氣變多，於是皮膚常在菌之一的痤瘡丙酸桿菌就會異常繁殖，使毛孔周邊發炎。

最近在青春期後仍治不好的病例、青春期後才開始發作的患者與日俱增，這種情形便稱作「成人痘（青春期後痤瘡）」，雖然發作機制雷同，但是最主要的惡化因素來自壓力、睡眠不足、不規律的生活習慣、不恰當的肌膚保養。目前已知感到壓力時，痤瘡還會伴隨成癮性搔抓行為，比如摩擦臉部、托下巴、搓鼻子等等，使得痤瘡沿著容易遭受摩擦或壓迫的顴骨、顎骨、口周成排冒出。

即便做了恰當的肌膚保養，成人痘仍未有改善時，請檢討壓力及生活習慣等問題，再向皮膚科醫師諮詢。

痤瘡共有4種類型

白頭粉刺

毛孔閉鎖，
看得見皮膚下的白色皮脂。

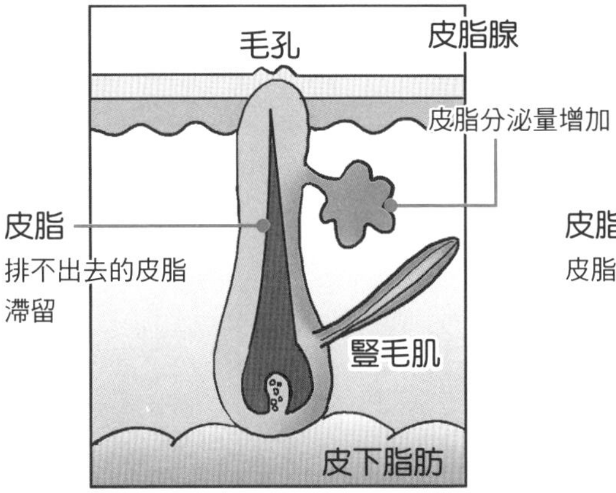
毛孔
皮脂腺
皮脂分泌量增加
皮脂
排不出去的皮脂
滯留
豎毛肌
皮下脂肪

黑頭粉刺

按壓皮膚可使毛孔張開，
汙垢及色素會囤積變黑。

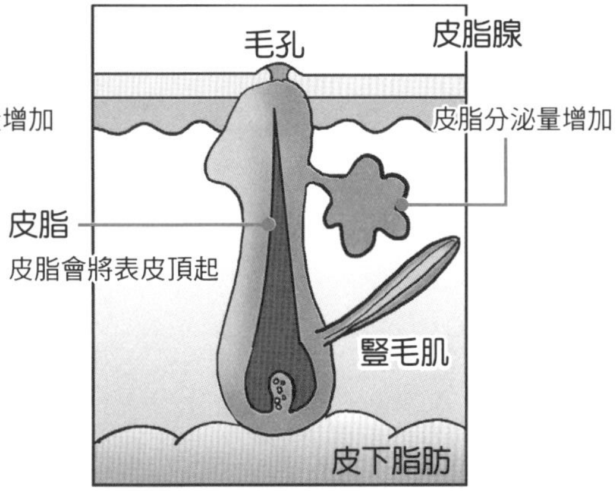
毛孔
皮脂腺
皮脂分泌量增加
皮脂
皮脂會將表皮頂起
豎毛肌
皮下脂肪

化膿青春痘

發炎症狀惡化，
形成帶膿的青春痘。

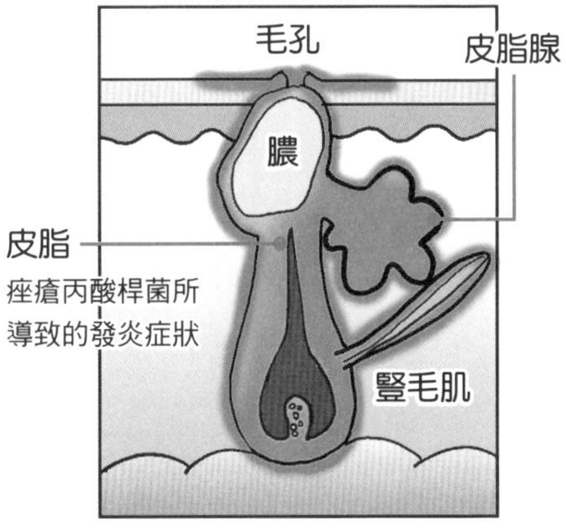
毛孔
皮脂腺
膿
皮脂
痤瘡丙酸桿菌所
導致的發炎症狀
豎毛肌

紅色青春痘

因為痤瘡丙酸桿菌的增殖造成
周邊組織及毛孔組織發炎。

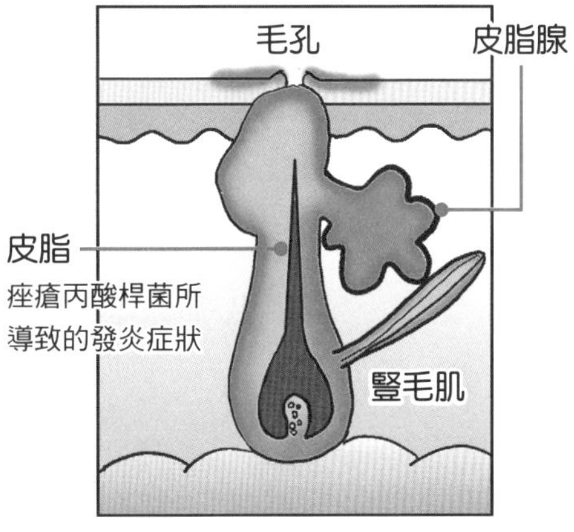
毛孔
皮脂腺
皮脂
痤瘡丙酸桿菌所
導致的發炎症狀
豎毛肌

皮膚防御功能下降，與不規律的生活習慣及壓力有關

異位性皮膚炎的原文為「Atopic skin」，源自希臘文的「atopos」，意指「找不出原因、奇妙的」。許多異位性皮膚炎患者皆具有遺傳性過敏體質，容易生成免疫物質「IgE抗體」，因此會引發各種過敏反應。異位性皮膚炎的特徵為嚴重搔癢，反覆好轉※惡化。過去異位性皮膚炎好發於嬰幼兒時期，且絕大多數都會隨著成長而逐漸自然治癒。但有1～2成的人即便長大成人，症狀卻依舊持續，還會因為考試或求職等壓力而復發。也有人到了50幾歲才突然發作，這種情形便稱作「成人異位性皮膚炎」，且最近有增加及難以治癒的傾向。

成人異位性皮膚炎與各種原因縱橫交錯，會發作、惡化及復發，與壓力所導致的搔抓行為具有密切關聯。

※症狀可能會暫時改善、並穩定下來，但是並非完全治癒的狀態。

特有的左右對稱出疹情形

臉部可看見左右對稱的紅疹

長在臉部的疹子會左右對稱，可看見清楚的界線，且大多不會長在前額中央部位以及鼻樑處。

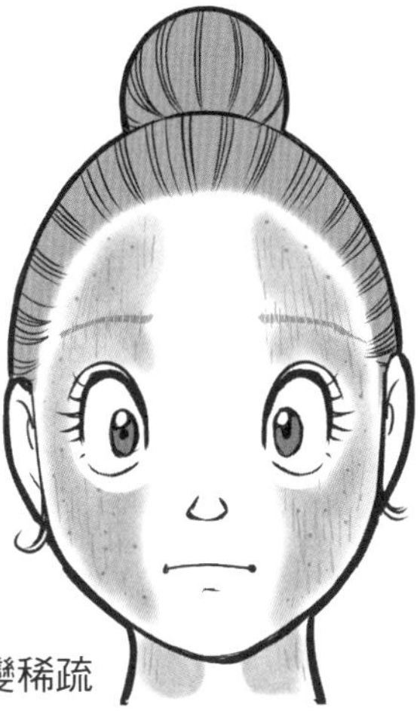

摩擦會導致眉毛變稀疏

後背出現蝴蝶圖樣

在手抓得到的地方會出現左右對稱的紅疹，手不容易抓到的部位、皮膚凹陷處或皺摺部位就不太會長疹子。

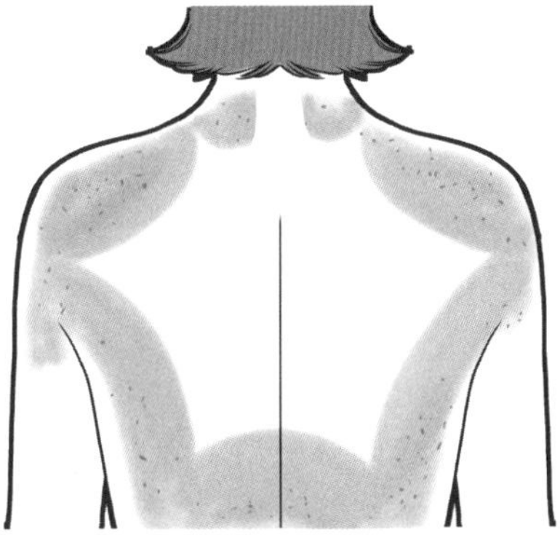

雙手指甲十分有光澤

會習慣將雙手靠攏，再將手腕轉過來摩擦皮膚藉此搔癢。因此除了大拇指之外，其他指甲都會被研磨得十分有光澤，呈現粉紅色(pearly nail)。

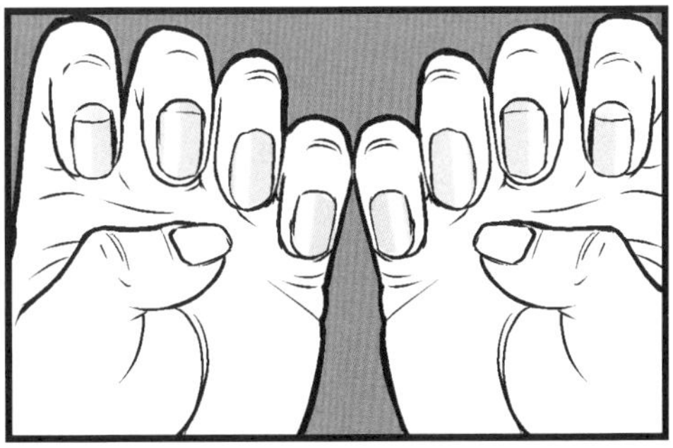

發現自己有搔抓行為後，在搔抓前就應改變行為模式

以成人異位性皮膚炎為例，通常是因為壓力導致抓搔行為，造成異位性皮膚炎發作或惡化。很多人一有壓力就會想抓一抓，還有不少人一定會在某個特定的時間點，好比回家後就會習慣性地抓起來。這種習慣性的搔抓行為如果置之不理，皮膚將無法治癒。

發現自己在搔抓時，先試著將雙手交叉吧！接著請從嘴巴慢慢地花時間吐氣，此時眼睛不要閉上，等到吐完氣後再將嘴巴輕輕閉起，並在腦中緩慢地數1、2、3。不用去刻意吸氣，空氣也會自然從鼻子吸進來。只要重覆緩慢呼吸2次過後，心情就會放鬆下來，減輕想要搔抓的衝動。

另外，請在一發現有搔抓行為時，將時間、搔抓部位等記在筆記上，這樣才能自行察覺每天無意識地反覆在搔抓。搔抓具有讓人忘記不悅情緒、轉換心情等等的效果，因此才會使人習慣性地搔抓。

如何中止搔抓行爲的習慣

記錄搔抓行爲筆記

一發現在抓癢時，每次都要將時間、搔抓部位、狀況等內容記錄下來。也要將就寢及起床時間、飲食等等的生活習慣記錄下來。

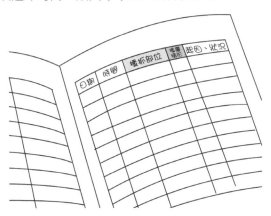

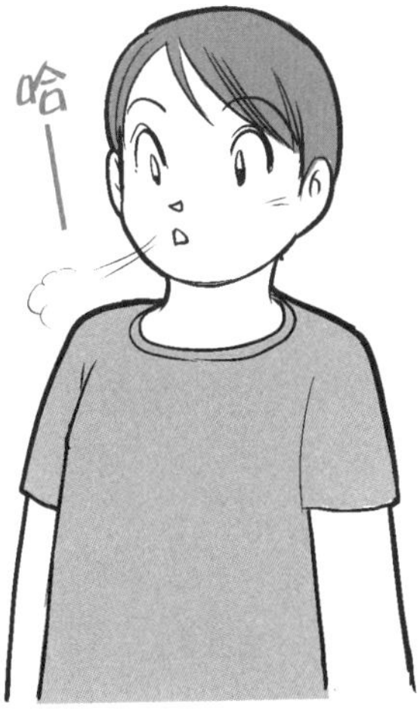

喝茶

喝喝咖啡、紅茶、綠茶等飲品轉換情緒！

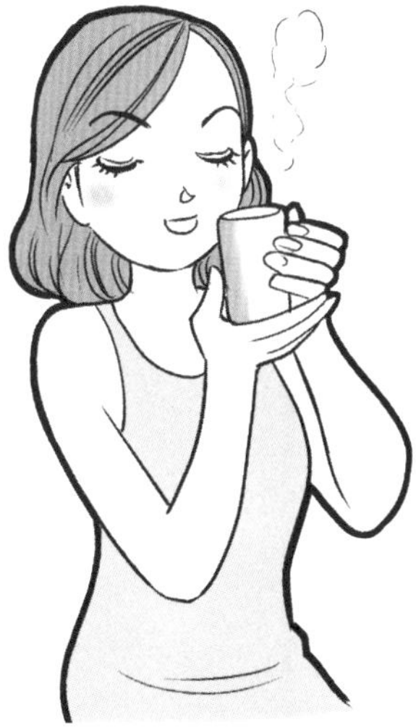

慢慢吐氣

藉由慢慢吐氣可使人放鬆，一發現自己在搔抓時要馬上雙手交叉，停止搔抓行為。

也可以養成習慣，例如提早一站下車，悠閒地步行回家、回家後沖澡、仔細地塗抹藥膏。想想哪些習慣可以取代搔抓行為，並且身體力行。減少搔抓行為後，就能感覺到皮膚症狀有所改善了。

COLUMN 3

透過搔抓行為筆記發覺成癮性搔抓行為

因成人的異位性皮膚炎或青春痘等皮膚病，進而出現成癮性搔抓行為時，記錄「搔抓行為筆記」(109頁)，可以減少搔抓行為，並大大幫助預防惡化。

事實上許多患者開始記錄搔抓行為筆記後，就能開始明顯察覺搔抓行為。自己能夠發現很多時候「並不是因為會癢才去抓，是想抓才去抓」，於是會開始提醒自己停止搔抓。

此外，透過記錄搔抓行為筆記也能了解自己的搔抓模式，所以容易控制想要搔抓的情緒。只不過勉強阻止搔抓行為後，有時反過來會形成一種壓力，所以必需特別留意。

「只要感到焦躁不安就會想去抓」的人，大多都懷抱著某些壓力。例如家庭問題，尤其是與父母之間的糾葛，或是家人之間的口角，還有與公司的上司不對盤、職場上部門異動、與朋友及鄰居間的問題等等，最常見的就是這些人際關係所造成的壓力。另外比如升學、就職、結婚、懷孕、生產、升遷等，在周遭人眼中會認為是喜事或感到羨慕的事情，因為生活及環境的變化也會形成壓力，有時恐對健康造成不良影響。

自己逐一察覺這些精神上的壓力，也能減輕成癮性的搔抓行為，是改善皮膚問題上非常重要的一環。

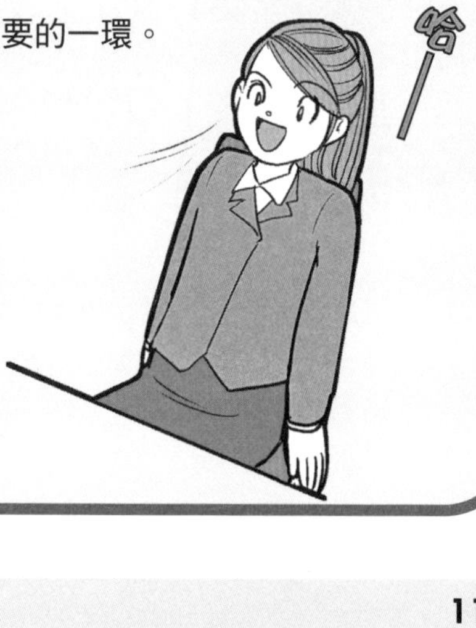

第4章

皮膚科的治療方式與類固醇外用藥的用法

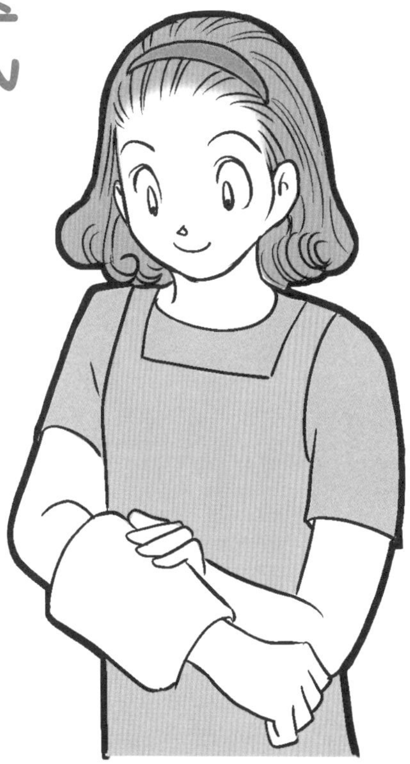

出現搔癢及出疹時，應至皮膚科求診

身體出現搔癢或疹子等皮膚問題時，請上皮膚科求診。隨著醫療的專業化，也有越來越多的醫院設置「異位性皮膚炎門診」、「皮膚過敏門診」、「香港腳門診」等等，由專業皮膚科醫師進行診療的「專科門診」。

皮膚病的治療首重找出原因，並妥善進行適合自己的治療。自行判斷、購買市售成藥通常很難治癒，而且有時還會使皮膚病惡化，建議還是儘早求診為佳。

若擔心痘疤、斑點、皺紋、雀斑、黯沉、黑痣等非皮膚病的皮膚問題，也能選擇上醫學美容專科求診，經由皮膚科醫師進行專業的雷射治療或化學煥膚※等療程。但有時健康保險並不給付醫學美容的療程，詳細的治療內容、副作用、費用、治癒前需要做幾次療程等問題，請在事前確認清楚。

※化學煥膚：將酸性藥劑塗抹在皮膚表面，以溶解角質加以去除的治療方式。

至皮膚科求診

皮膚病有時是因皮膚以外的疾病所導致。在前往皮膚科求診的同時，也需到其他門診(內科、婦科或身心科等等)接受檢查、治療。

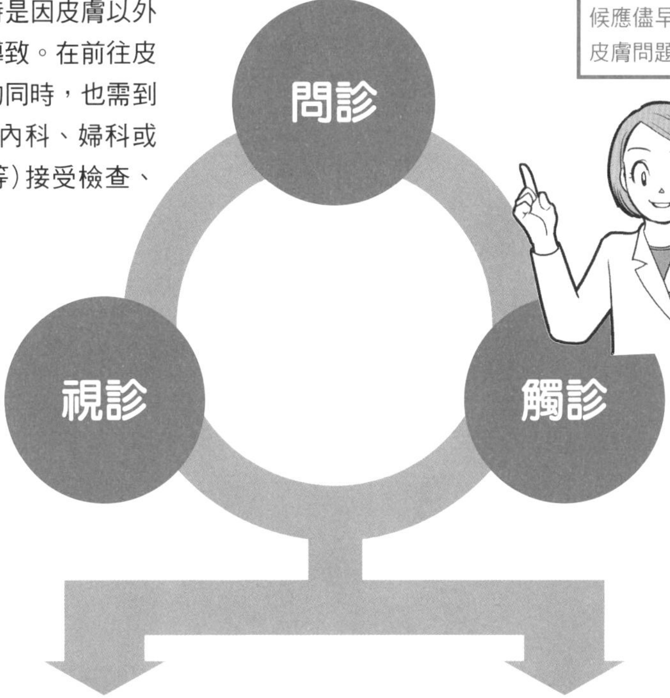
問診
視診
觸診

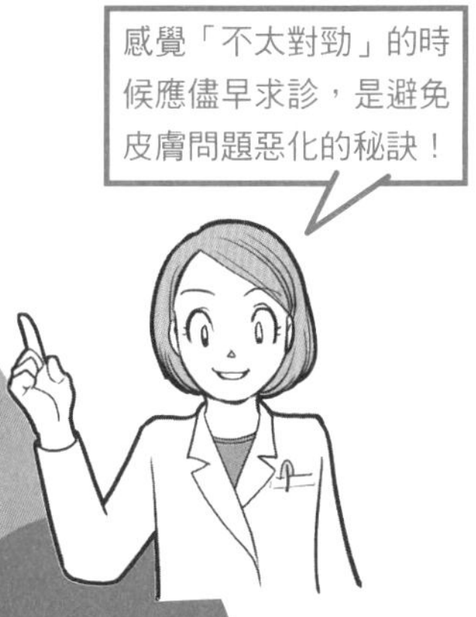
感覺「不太對勁」的時候應儘早求診，是避免皮膚問題惡化的秘訣！

診斷不出來 → 需調查身體狀態 → 詳細檢查 → 治療、生活指導

診斷 → 治療、生活指導

想要深入了解皮膚病可參考……

●台灣皮膚科醫學會
http://www.derma.org.tw/

向醫師正確告知皮膚出現症狀的時間及原因

皮膚問題大多都會透過「問診」、「視診」、「觸診」來加以診斷，單靠這幾個步驟無法加以診斷時，或是有必要調查皮膚狀態時，就會進行「檢查」。

伴隨搔癢時，尤其以問診最為重要。然而一般人實在很難將搔癢程度好好地告知醫生，且有時因為類似蕁麻疹而上皮膚科求診時，症狀幾乎都消失不見了，因此很難進行診斷。應事先將「何時」、「如何出現」、「該症狀在多久後消失」這幾項重點寫在筆記上，並在問診當下正確地告訴醫生。

若皮膚問題是因內臟疾病所引起，會進行血液檢查、X光線及超音波、MRI（核磁共振成像）等影像檢查，由找出異常開始著手。若是看不見病變的皮膚病，皮膚科醫師的職責就是仔細聆聽患者描述、實際用眼睛觀察皮膚，再分析會引發什麼現象。

皮膚科主要檢查

顯微鏡檢查

檢查是否有造成皮膚癬的白癬菌，還有念球菌等真菌、細菌及病毒感染、是否有寄生蟲等等。此時會取少量病變部位的表面，透過顯微鏡加以確認。

皮表透光顯微鏡

使用皮表透光顯微鏡，將皮膚表面放大10～30倍後加以觀察，主要用於惡性腫瘤的鑑別。

皮膚生檢

判斷皮膚腫瘤為良性或惡性、確定皮膚病診斷結果的檢查。局部麻醉後，會切取一小塊局部皮膚製作成標本，透過顯微鏡詳細檢視組織狀態。

光線檢查

懷疑是光過敏症時，會用UVA或UVB等紫外線、可見光照射皮膚，檢查反應。

過敏檢查

血液檢查	抽血檢驗血液中的特異性IgE抗體。
貼布試驗	深入檢查紅腫、金屬過敏、藥疹等延遲性過敏反應的原因。將可疑物質直接貼在皮膚上，並在 2 天後、 3 天後、 7 天後再加以判定。
抓傷試驗	深入檢查蕁麻疹、急性過敏等即發性過敏反應的原因。用注射針頭刺傷皮膚後再滴進抗原液，並於15分鐘後進行觀察。
經口負荷試驗	食用食物或藥劑等後，觀察有無出現過敏反應。此方法相當準確，但是有時會引發急性過敏，大多會住院進行試驗。

特定過敏原的血液檢測只能當作參考

若提到過敏檢查，應該很多人都會聯想到血液檢查。

血液檢查是針對血液中特定的食品或花粉等過敏原，調查是否具有「IgE抗體」，也就是會引發過敏反應的物質。這種檢查方式只能檢查出即發性過敏反應，並無法檢查出延遲性過敏反應。此外，即便在血液檢查中顯示為「陽性」的物質，許多人也不會引發過敏症狀；但顯示為「陰性」物質，有時卻可能會引發過敏反應。

血液檢查雖然可以調查食物過敏，但診斷還是非常困難，單靠檢查結果並無法完全加以診斷，因此皮膚科有時並不會積極採行血液檢查。若進行了血液檢查，結果也請勿自行判斷，若是因此便不假思索地開始嚴格的飲食控制，是非常危險的事。即便血液檢查呈陽性，也不代表這種食品一定不能吃，應向主治醫師進行相關諮詢。

造成過敏的物質

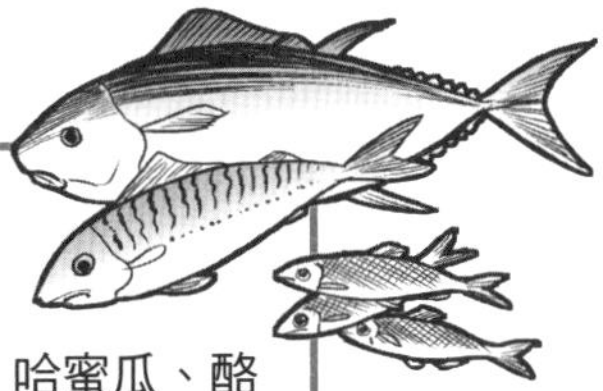

食品

蛋類
蛋白、蛋黃

肉類
豬肉、牛肉、雞肉、羊肉

海鮮類
青花魚、鮪魚、鮭魚、鱈魚、花枝、章魚、蝦子、螃蟹、牡蠣、蛤蜊、扇貝、鱈魚卵、鮭魚卵

乳製品
牛奶、起司、奶油、優格

穀物類
小麥、大麥、裸麥、燕麥、玉米、白米、蕎麥

水果類
柳橙、草莓、奇異果、哈蜜瓜、酪梨、香蕉、芒果、水蜜桃、葡萄柚

蔬菜類
蕃茄、紅蘿蔔、菠菜、西洋芹、茄子、南瓜、山藥、竹筍、松茸

豆、堅果類
大豆、花生、杏仁、核桃、椰子、可可、芝麻、芥末籽

酒類
葡萄酒、啤酒(啤酒酵母)

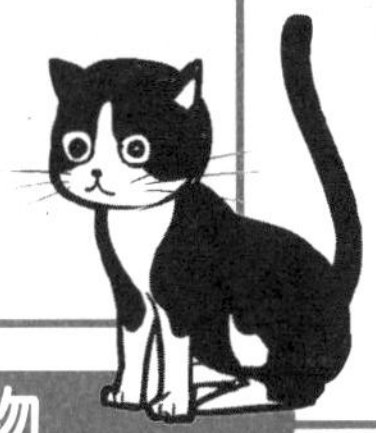

植物

樹木花粉
杉木、檜木、山毛櫸、松樹、楓樹、桑樹、洋槐、橄欖樹

禾本科植物花粉
蘆葦、黃花茅、狗牙根、硬直黑麥草、小麥、貓尾草

雜草花粉
豚草、魁蒿、法蘭西菊、蒲公英、咬人貓、藜、野黃菊、長葉車前

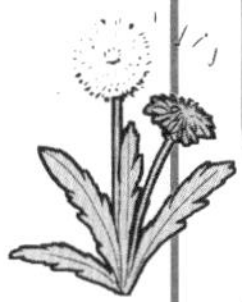

動物
犬貓的皮屑、牛馬的皮屑、鴿子的糞便、虎皮鸚鵡的糞便及羽毛、兔子、豚鼠、倉鼠、老鼠、雞的羽毛

昆蟲
蜜蜂、胡蜂、馬蜂、黑斑蚊、蛾、搖蚊(成蟲)、蟑螂

真菌、細菌
念珠菌、黃色葡萄球菌、斷髮癬菌

黴菌

寄生蟲(蛔蟲)

家蟎(室內塵蟎)

藥劑

控制皮膚問題的3種主要治療方式

由問診及診療、檢查結果找出特定原因，即可診斷出皮膚問題為何，接下來再視症狀安排適當的治療方針。若無法找出特定原因，除了無法預防之外，有時還會演變成重症。正因為如此，問診猶為重要，有時還能釐清診斷結果或是意想不到的原因。

治療方式基本上有3種：①排除搔癢及發炎的原因、②善加使用藥物、③改變行為。首先需了解搔癢的原因並加以去除、或逐漸迴避；其次為了抑制搔癢及發炎症狀，需採行藥物療法，藥物以類固醇外用藥膏為主；接下來為了避免陷入搔癢的惡性循環，最有效的方式就是服用可抑制搔癢的抗組織胺或抗過敏藥；且不能忘記阻斷想要搔抓的衝動所造成的「搔抓行為」，可透過搔抓以外的行為來消除壓力。例如避免追求過於遠大的目標、找出喜好的事情或快樂的事情等等，讓自己放鬆一下。

3種主要治療方式

去除搔癢及發炎症狀的原因

首先需阻斷搔癢的原因。
了解引起搔癢的原因為何，並盡可能迴避。

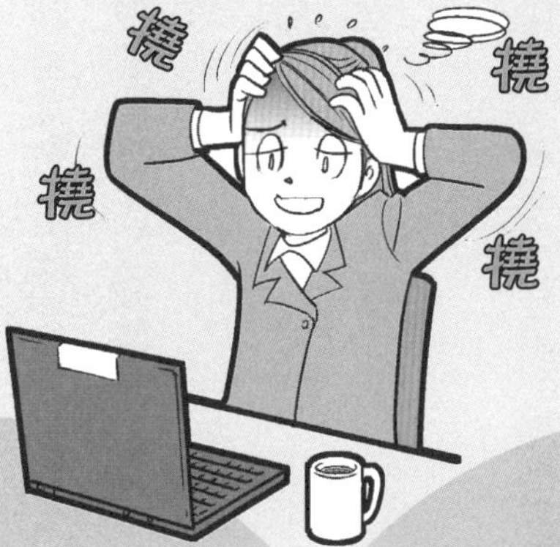

善加使用藥物

使用適合症狀的外用藥膏或是口服藥物，以抑制搔癢情形。請遵守藥物的使用方式，才能獲得完善的治療效果。

改變行爲

想要阻斷搔癢的惡性循環，就是避免搔抓。出現想要搔抓的衝動時，請先深呼吸一下，再藉由搔抓以外的行為來消除壓力。

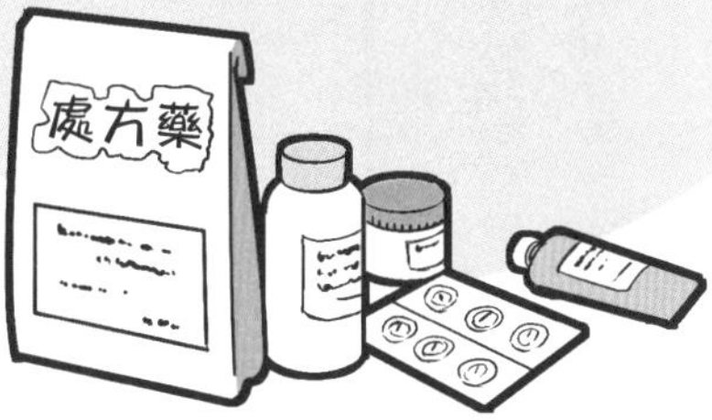

治療的最終目的，是希望搔癢能達到沒有藥物也能自我控制的程度。

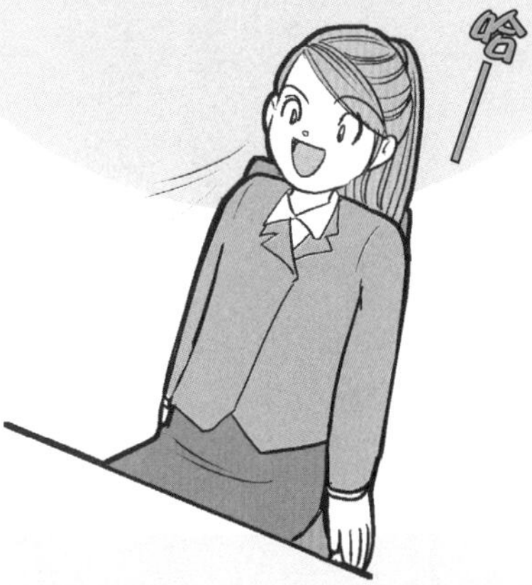

類固醇用藥可有效抑制搔癢及發炎現象

藥物療法是利用注射、點滴、外用藥膏、口服藥物、保濕劑等治療方式減輕症狀。外用藥膏包括可抑制皮膚發炎的類固醇外用藥、他克莫司軟膏、預防乾燥的保濕產品等等。出現強烈搔癢時，還可同時使用抗組織胺及抗過敏藥等口服藥物。

在濕疹及皮膚炎方面，用類固醇外用藥可在短時間內改善發炎現象。假使治療1週也不見改善時，需再次檢視類固醇外用藥的強度、塗抹次數以及肌膚保養方式，也必需找出其他的原因。

類固醇外用藥，是讓藥效作用於局部皮膚，以便在短時間內妥善治療。若使用一堆效果不佳的藥物，將導致症狀惡化、治療時間拉長以及演變成慢性化，有時還會留下發黑的濕疹痕跡。但類固醇外用藥對真菌及病毒所造成的皮膚感染症沒有效果，需注意對症下藥。

主要的藥物種類

抑制發炎症狀的外用藥膏

類固醇外用藥

皮膚科主要用作治療的藥膏。透過抗發炎功效抑制症狀，也能緩解搔癢。

他克莫司軟膏

藉由免疫抑制作用，抑制搔癢及發炎症狀。

抑制搔癢的口服藥物

抗組織胺、抗過敏藥

出現過敏症狀後，可阻礙組織胺，並抑制搔癢現象，用來解決過敏現象的藥物。假使不會出現導致搔癢的組織胺，服用這些藥物便看不出成效。

類固醇藥

藉由抗發炎作用抑制搔癢，但是也會出現副作用，所以需特別留意。

抑制病原體增殖的抗生素

因真菌(黴菌)、細菌、病毒等病原體感染所引發的皮膚感染症，需分別使用適合的抗生素抑制病原體增殖，加以治療。

- 抗真菌藥……足癬、體癬、念珠菌症等等。
- 抗菌藥……青春痘、毛囊炎、黃水瘡等等。
- 抗病毒藥……帶狀皰疹、口唇皰疹等等。

預防乾燥的保濕產品

皮膚發炎症狀治療後，或是在意皮膚乾燥問題時，可進行保濕護理。

- 油脂性軟膏……白色凡士林、PUROPETO等等。
- 尿素軟膏……UREPEARL等等。
- 類肝素製劑……喜療妥乳液(Hirudoid Lotion)等等。

別再誤解類固醇外用藥，正確使用就不可怕！

人體的腎上腺（位在兩個腎臟上方）每天會分泌固定份量的皮質類固醇，而以人工製造出來的產物，就是類固醇藥物。

一聽到類固醇藥物，不少人總會擔心「使用後皮膚是不是會變黑!?」、「副作用是不是很大!?」等問題，因而忌用類固醇藥物，但其實類固醇已經被研發超過50年以上，全世界的醫療現場都持續在使用著，且類固醇的特性以及副作用也已完全闡明。因此，只要依循醫師指示用藥，便安全無虞。

類固醇與糖及脂質的代謝、骨骼等方面息息相關，尤其在發炎抑制作用與免疫抑制作用上，可以發揮極佳功效。但當這些作用強力運作時，就會出現副作用。例如雖然可藉著免疫抑制作用幫助身體抑制過敏反應，但是就連正常的免疫反應也會受到壓抑，因此長期服用類固醇，將導致免疫力下降。

外用藥膏的類固醇含量較少，並不會抑制全身性的免疫反應。治療後皮膚變黑是發炎症狀後所產生的色素沉澱，並非類固醇副作用。

類固醇藥物是用來抑制發炎的藥，因此發炎症狀治癒後，就請停止使用。大部分的副作用，都是在自行判斷後增減使用量，或是突然停止服用等錯誤的使用方式所導致。使用類固醇外用藥時，請遵從專業醫師的指示使用。

類固醇外用藥的副作用

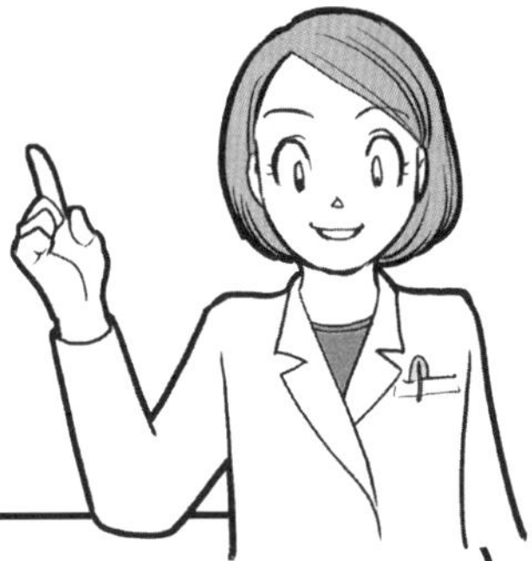

長時間連續使用外用藥時

□ 皮膚會變薄（皮膚萎縮）

□ 皮膚會變紅（毛細血管擴張）

□ 毛髮會變長、變濃（多毛症）

類固醇外用藥不能薄擦，應塗抹充足的份量

類固醇外用藥通常需數天至1週左右方可看出效果，遵守正確的使用方法，才能獲得完善的治療效果。

塗抹外用藥的次數，1天以2～3次為基準。使用前請先去除患部的汙垢，保持清潔。如果是在晚上用藥，應在入浴後塗抹，才能提高滲透進皮膚裡的藥效，且應等身體紅腫消退後再塗抹藥膏。

使用量方面，2個大人手掌面積的患部，需要塗抹約0.5g的外用藥膏。或許有些人會覺得「0.5g似乎有點多」，但就是得大量塗抹才能達到足夠的效果。反過來說，用量過少的話便難以看出成效。塗抹時，若是用力將藥擦在皮膚上，會帶給皮膚刺激，致使發炎症狀惡化，因此請輕輕地塗抹上去。

約0.5g這個用量，是塗抹類固醇外用藥的使用量，因此使用類固醇以外的外用藥膏時，請務必向主治醫師作確認。

類固醇外用藥的種類與正確使用方式

學習類固醇外用藥的正確使用方式，才能在短時間內改善皮膚症狀。

point ① 具有各種劑型

應考量皮膚炎的狀態、部位、使用感覺等層面，分別使用不同的劑型。

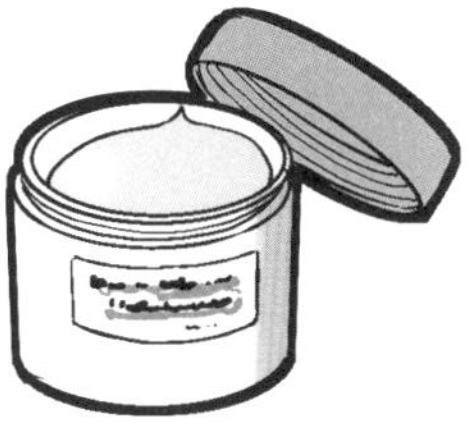

軟膏

刺激較少且保護效果較佳，任何狀況皆可使用。

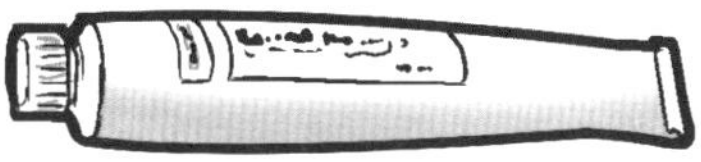

乳膏

適用於乾燥且沒有傷口的患部。

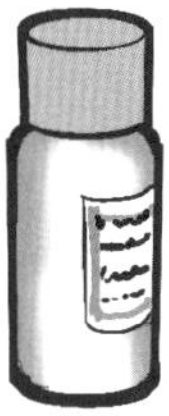

乳液（液體）

用於有毛髮的部位以及範圍較廣闊時。

point ② 具有5種強度

依據改善效果強弱分成5個等級，請考量症狀、部位及年齡等條件後再作選擇。

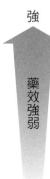

群	強度	
Ⅰ群	最強	Strongest
Ⅱ群	稍強	Very Strong
Ⅲ群	強	Strong
Ⅳ群	中等	Medium
Ⅴ群	弱	Weak

藥效強弱：強 ↑ 弱

醫療用醫藥品

一般用醫藥品

point ③ 類固醇外用藥用量的參考依據

藥膏從軟管擠出後，長度從食指頂端至第 1 關節（約 2 ㎝）為止的份量，便稱作「 1 FTU（finger tip unit）。

軟膏、乳膏
1 FTU=約0.5 g
（成人）

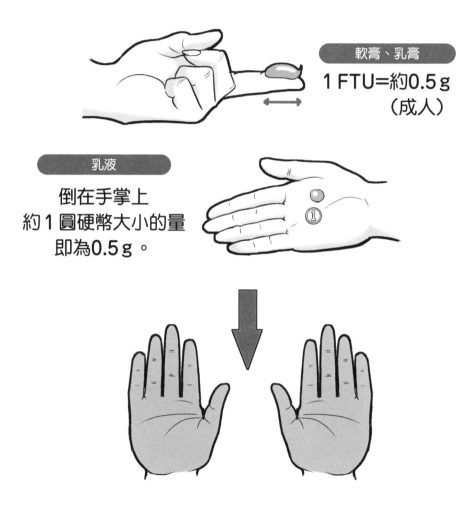

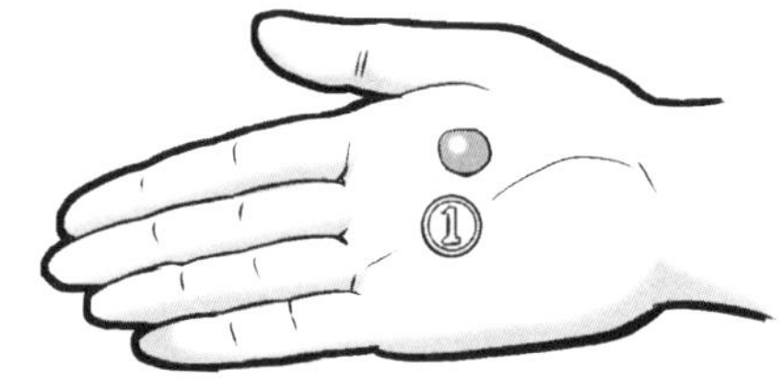
乳液
倒在手掌上
約 1 圓硬幣大小的量
即為0.5 g 。

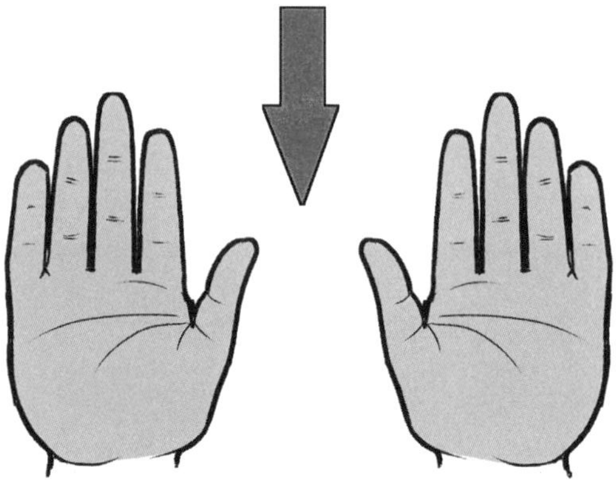
用 1 FTU可塗抹
2 個手掌大小的面積。

point ④ 塗抹次數

1天2～3次，取適量塗抹於患部。若1週後類固醇外用藥仍看不出效果時，請向醫師諮詢。

point ⑤ 塗抹方式

患部需盡可能保持清潔後再行塗抹。基本的塗抹方式如下，取適量用指腹輕輕地在患部塗抹開來。患部如果呈現濕潤狀態，可將類固醇外用藥薄薄地塗在紗布上，再將紗布覆蓋於患部加以保護。

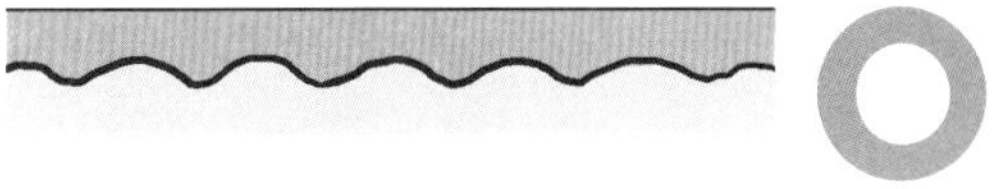

使用多一點外用藥膏再塗抹開來。

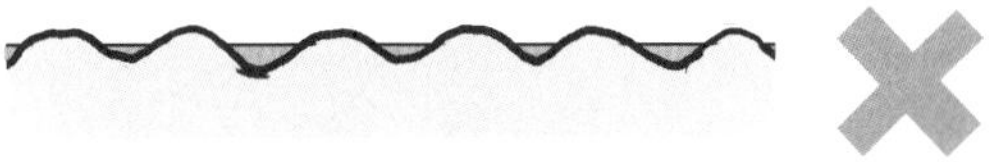

用量過少時，藥物將無法充分作用。

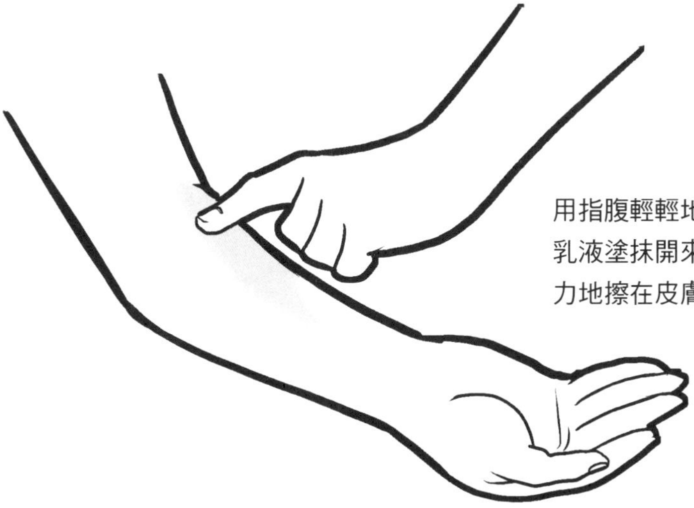

用指腹輕輕地將軟膏或乳液塗抹開來，避免用力地擦在皮膚上。

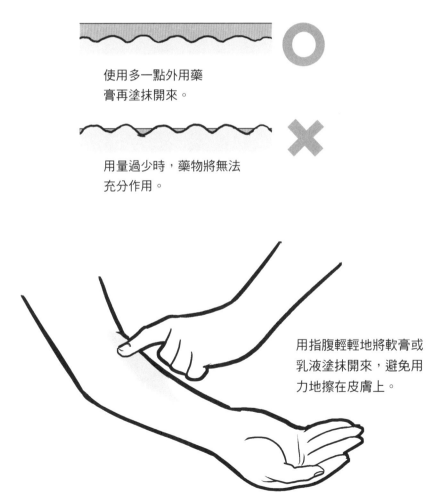

慢性皮膚問題有時也可併用中藥

若西醫的治療及外用藥的治療不見成效時，可並用中藥調理。

西藥與中藥最大的不同，在於西藥為化學合成的藥物，因此會對症狀直接發揮作用，而中藥則是由天然的藥草及物質(生藥)組合而成的藥方。

中醫在診療時除了會檢視皮膚之外，還會觀察臉色、指甲及舌頭，然後整合性地診斷體質、體力、身心狀態等等，再選擇適當的藥方。換言之，即便皮膚症狀相同，中藥也會視當事人體質再開立合適的藥方。

目前已有開發醫療用的中藥製劑，且大部分可使用健保，方便民眾運用。但中藥並不是沒有副作用，或是作用較為緩慢，因此請在值得信任的專業醫師診斷下再服用。

可有效解決皮膚問題的中藥

異位性皮膚炎	白虎加人參湯	因濕疹、皮膚炎而引發搔癢時，或是初期糖尿病感覺口渴時使用。可冷卻全身發熱，鎮靜紅腫、多尿、口濕及乾燥的症狀。
	消風散	患部會發熱、流膿後皮膚濕潤及發紅、劇烈搔癢、汗疹、皮膚癬時使用，可鎮靜溫熱情形。
	黃連解毒湯	具消炎及解熱作用，用於會發熱的症狀。焦躁不安無法冷靜、胃部或胸口處憋悶時使用也十分有效。
	溫清飲	劇烈搔癢、肌膚粗糙、皮膚呈淡黑色時使用，對上半身上火、血液循環不佳等情形導致腳部冰冷時也十分有效。
	柴胡清肝湯	可有效改善過敏體質。神經質且易怒、情緒不穩定、出現失眠等症狀時也能使用。
青春痘	清上防風湯	對臉部泛紅且嚴重發炎的青春痘多、便秘傾向者有不錯的效果。
	荊芥連翹湯	化膿青春痘多，皮膚呈淡黑色且為肌肉體質，手腳有多汗傾向時會開立此藥方。
	十味敗毒湯	對明顯泛紅的青春痘，且臉部以外的部位也會長青春痘者非常見效。搔癢嚴重的急性濕疹、蕁麻疹等皮膚病也都會開立此藥方。
	桃核承氣湯	臉部泛紅且腳部冰冷，但卻容易上火、肩膀僵硬、月經期會焦躁不安、容易便秘等情形皆有效果。
乾燥肌	當歸飲子	會有劇烈搔癢，流膿的濕潤現象較少、皮膚有乾燥傾向時會使用此藥方。也是用來解決高齡者搔癢的代表性中藥。
	四物湯	可為乾燥皮膚帶來潤澤，肌膚粗糙、皮膚炎、乾燥現象明顯的濕疹都會使用此藥方，尤其對容易貧血且手腳冰冷的人最為適合。

購買市售中藥時，

務必向主治醫師或中藥店的藥師諮詢。

壓力造成的成癮性搔抓行為，有時也需進行心理治療

當皮膚症狀疑似受壓力影響時，需考量是否為成癮性搔抓行為（36頁），這點可從皮膚狀態的呈現診斷出來。

成癮性搔抓行為需依下述方式進行治療：

①了解成癮性搔抓行為會導致皮膚病發作及惡化

②應自覺本身的搔抓行為

③擺脫（停止）搔抓行為。

有時單靠自己察覺搔抓行為就能停止搔抓，但要完全搔抓行為，還是必需正視壓力，解決問題。

大家應該都有在焦躁不安時，不自覺地抓一抓頭的經驗吧？無論在什麼情形下，只要搔抓皮膚就會損傷。當你發現自己在搔抓時，請先將雙手交叉、停止搔抓，再來慢慢地用力吐

成癮性搔抓行爲主要的外觀診斷方式

- ☐ 臉部會有左右對稱的出疹。
- ☐ 出疹後常去搔抓的部位，僅限於雙手可及的範圍。
- ☐ 除了大拇指以外的指甲輪廓及手指關節背面，有色素沉澱及肥厚現象。
- ☐ 大拇指以外的指甲充滿光澤。

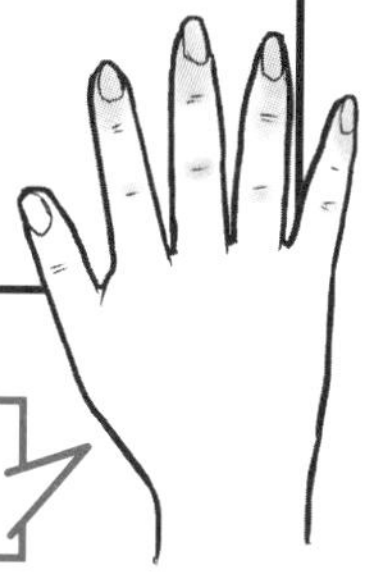

由於會將大拇指以外的 4 根手指靠攏進行搔抓，因此指甲會被研磨得充滿光澤。

氣。慢慢呼吸放鬆下來後，將注意力放在心裡煩惱的問題上。先想想是否有任何攸關生活或生命的困擾？或是目前雖然沒什麼煩惱，但是心裡是不是有感到過不去的事情呢？是不是總是要求自己凡事都要盡善盡美、絕對不能認輸、不能丟臉、一定得達到眾人期待、不想遭受他人批評呢？甚至於規定自己不能示弱、不能麻煩別人，因而凡事一肩扛導致自己一籌莫展呢？有沒有設定「絕對要做到什麼」這種不必要的遠大目標呢？

改掉與人比較競爭的價值觀，以及非黑即白的完美主義，就能使壓力減輕。請「只要做好該做的事即可！」。將事情編列優先順序，不慌不忙地從現在就做得到的事情開始逐一思考解決之道，一步步動手實行吧！

冰敷能緩解搔癢感，剪短指甲可解決搔抓問題

在此解說每一個人都做得到的「搔癢的緊急處理方式」與「搔抓對策」。

發癢時請勿搔抓患部，只要藉由冰敷使皮膚降溫，便不容易感覺搔癢。將毛巾用冷水沾濕後擰乾，或是將1顆冰塊放入裝有水的塑膠袋中製成冰袋，放在患部冰敷。室內的空調溫度也要調低一點，維持涼爽的狀態也能抑制搔癢。但要注意的是，冰水及冰袋萬萬不能直接放放在患部上。皮膚若是過度冰敷，就可能演變成凍傷。

搔抓行為可能會因為白天的忙碌而受到抑制，但一到晚上，不少人就會變得搔癢難耐。為了讓睡眠期間的無意識搔抓損傷程度降至最低，左頁將介紹「將指甲剪短」、「穿戴棉布手套」、「用紗布覆蓋患部」等搔抓對策，請大家試著做做看。

皮膚的搔抓對策

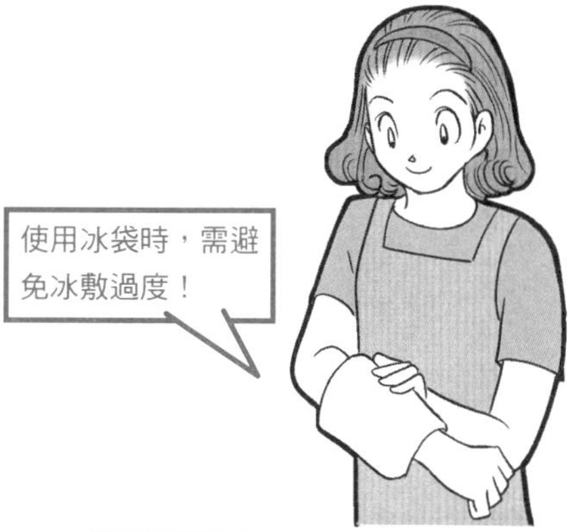
使用冰袋時，需避免冰敷過度！

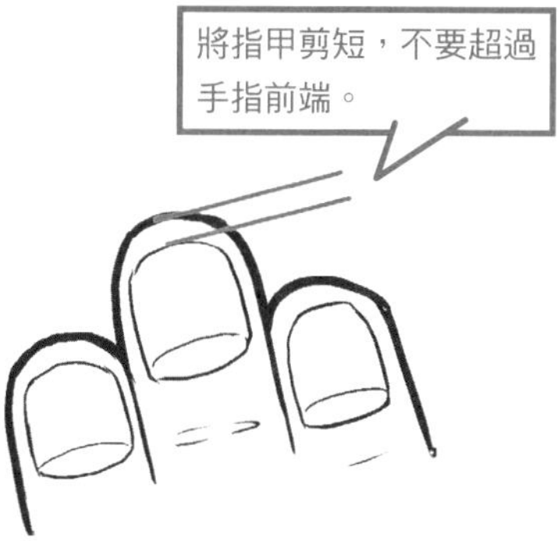
將指甲剪短，不要超過手指前端。

冰敷患部

被蚊蟲叮咬、癢到受不了時，冰敷患部即可緩解搔癢，可作為緊急處置方式。將濕毛巾大力擰乾，或是用乾毛巾將保冷劑包起來，再放在患部加以冰敷。

將指甲剪短

搔抓時，抓甲若太長就會損傷皮膚。請將指甲剪短成圓弧狀，再用銼刀研磨至平滑。

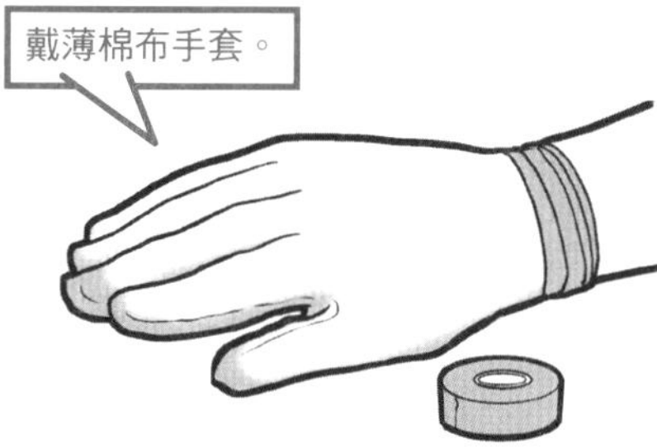
戴薄棉布手套。

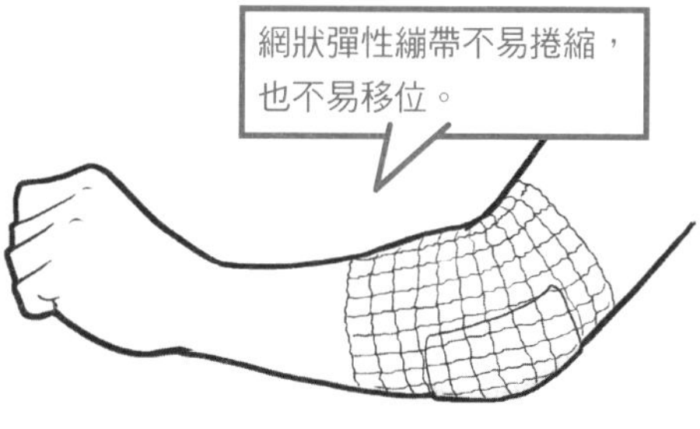
網狀彈性繃帶不易捲縮，也不易移位。

穿戴棉布手套

戴上棉布手套就寢，就不必過於擔心抓傷的問題。手腕處可以用透氣膠帶黏起來，以防手套脫落，或是可選購市面上附有魔鬼氈「防鬆脫手套」。

用紗布覆蓋患部

在患部塗上外用藥膏後，蓋上紗布，再以彈性繃帶加以固定。

COLUMN 4

被蚊蟲叮咬的症狀惡化後，有時會演變成自體敏感性皮膚炎

S小姐的手腕被蚊蟲叮咬後一直不見好轉，每次搔抓時，抓傷處就會出血，所以她就會用市售的止癢藥塗抹在傷口上，結果傷口出現類似刺痛的強烈搔癢現象，泛紅情形也擴大了，又痛又癢得讓她夜不成眠，持續搔抓又會發熱、紅腫。為了抑制搔癢及發熱現象，她用冰袋冰敷，但還是無法改善搔癢。3天過後，臉部及身體四處出現小小的濕疹，全身癢到受不了。

抓傷後的傷口惡化1週後，S小姐才上皮膚科求診，結果被診斷為自體敏感性皮膚炎。以S小姐為例，蚊蟲叮咬後的傷口演變成流膿的嚴重發炎現象，發炎症狀周圍因為過度搔抓及冰敷，導致皮膚變硬且腫了起來，還有泛紫的情形。

自體敏感性皮膚炎在皮膚科，屬於十分常見的皮膚病。其他還有幾種皮膚炎的症狀與自體敏感性皮膚炎相似，因此也有不少人被誤診為其他的皮膚炎。醫師要做出正確的診斷，患者是否有一五一十描述發病及病狀的始末這點非常重要。

自體敏感性皮膚炎一開始是否有抓傷的傷口(原發部位)，還有小濕疹是如何擴散的，這些症狀都要事先掌握清楚才行。

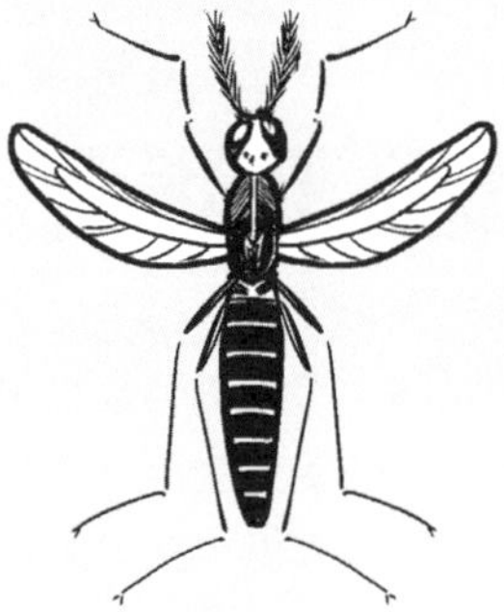

第5章

注意「3大不良習慣」！

保護皮膚的正確護膚法

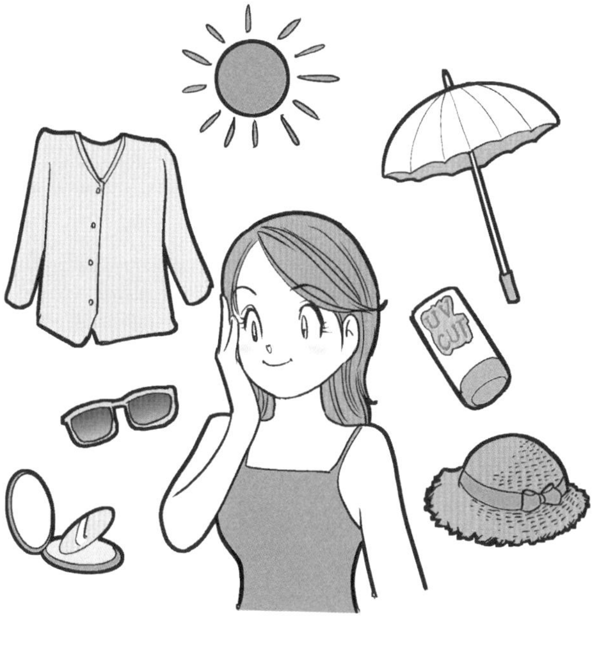

助長搔癢的行為，請注意「3大不良習慣」！

所謂的護膚，就是「保護皮膚，避免構造及機能受損」。具備防禦機能的角質層，能夠保護具有潤澤度的健康肌膚。而「不注重清潔」、「未保持乾燥」、「長時間摩擦」這「3大不良習慣」，會破壞角質層的防禦機能。只要留意這3點，就能大幅減輕皮膚問題。

第1是不注重清潔。當皮膚上殘留角質層(體垢)、汗水、皮脂、常在菌、尿液及糞便等「內因性汙垢」，還有灰塵、化妝品、清潔劑及食品等「外因性汙垢」時，就會導致皮膚出問題。

第2是皮膚未保持乾燥。皮膚洗淨後未充分擦乾、流汗、被雨淋濕、長時間從事會碰到水的工作等等，都會導致角質層出狀況，引發乾燥或發炎症狀，甚至於容易出現皮膚癬等感染。

第3是皮膚長時間受到摩擦。去角質、乾布摩擦或搔抓等都是造成皮膚損傷的原因。此外，內衣褲、衣服、皮帶、襪子的鬆緊帶、飾品類等等的穿戴或摩擦，也都會使皮膚受損、出現狀況。

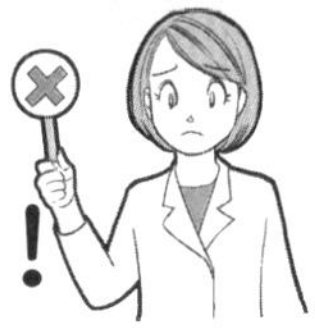

檢查看看你是否有「3大不良習慣」！

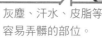

① 不注重清潔

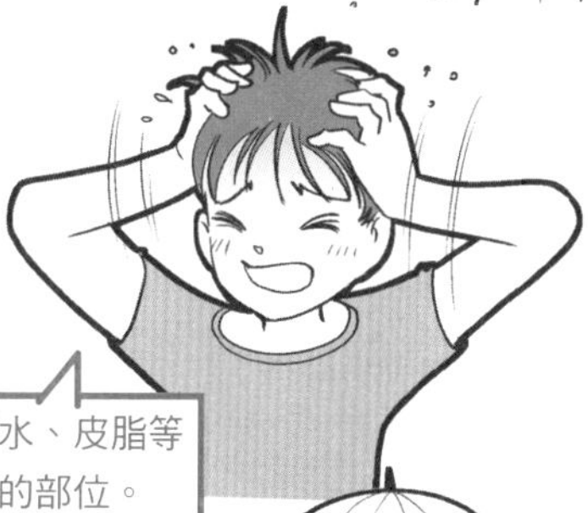
灰塵、汗水、皮脂等
容易弄髒的部位。

皮膚汙垢囤積，會導致青春痘、肌膚粗糙、濕疹等皮膚問題。請透過適度清洗去除汙垢，保持皮膚的清潔狀態。

② 未保持乾燥

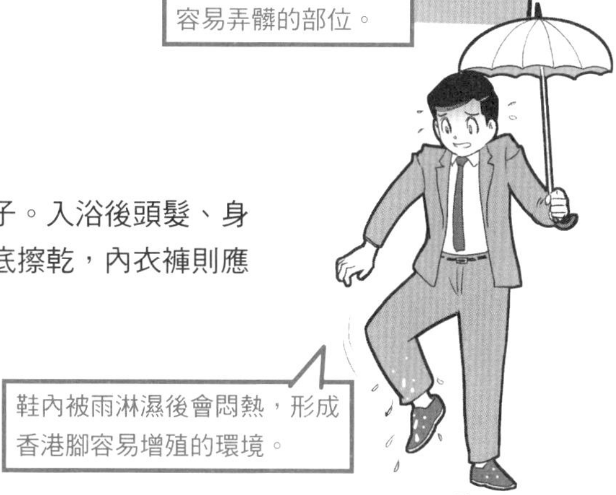
鞋內被雨淋濕後會悶熱，形成
香港腳容易增殖的環境。

流汗後沒有擦乾的話，容易長痱子。入浴後頭髮、身體或腳底如果濕濕的，請立刻徹底擦乾，內衣褲則應選擇吸濕性佳的棉質布料。

③ 長時間摩擦

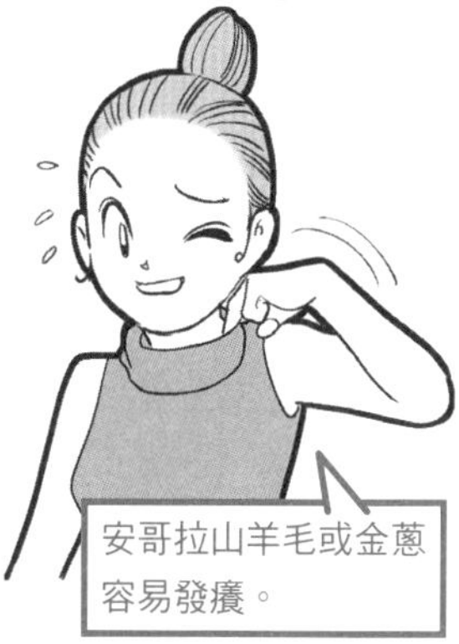
安哥拉山羊毛或金蔥
容易發癢。

毛髮碰到頸部或後背會感覺刺、羊毛的高領毛衣接觸頸部會發癢、衣服標籤摩擦會覺得不舒服……，頸部的皮膚很薄，經常受刺激的話很容易發炎。

護膚的基本原則就是
「洗淨＆清潔」、「保濕」、「保護」。
養成每天的習慣，成果就會直接展現在皮膚上。
請好好執行本書介紹給大家的護膚方式吧！

皮膚在發出悲鳴!?特別留意「3種過度護膚方式」!

據說對皮膚而言，最為舒適的濕度為60～75％。低於這個程度的話，皮膚水分便會蒸發而開始變乾。而台灣雖然全年的平均濕度約為75～85％，但是因比起春夏季，秋冬季濕度會大幅下降，所以乾燥情形還是格外明顯。

每天為了改善皮膚而施行的護膚行為，有時會使皮膚疲於應付，損壞防禦機能——那就是「過度清潔」、「過度摩擦」、「過度保濕」這「3大過度保養」。舉例來說，使用肥皂清洗身體後，皮膚會偏鹼性，之後用毛巾過度摩擦的話，除了汙垢，角質細胞及細胞間脂質也會被沖洗掉，使角質細胞及細胞間脂質提早剝落，導致防禦機能逐漸損壞。

一般來說，青春痘肌或油性肌的人會有過度洗臉的傾向；而乾燥肌及敏感肌的人則有過度保濕的傾向。甚至有人因清潔意識高漲，1天得沖澡數次才過癮。令人傷腦筋的是，大部分的人都是在無意識下從事這些行為，因此並沒有發現自己過度保養了。

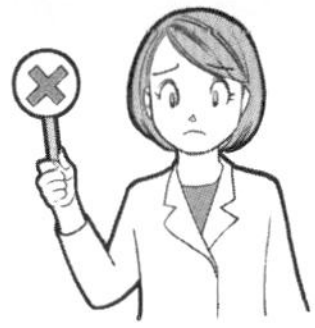

檢查看看你是否過度保養！

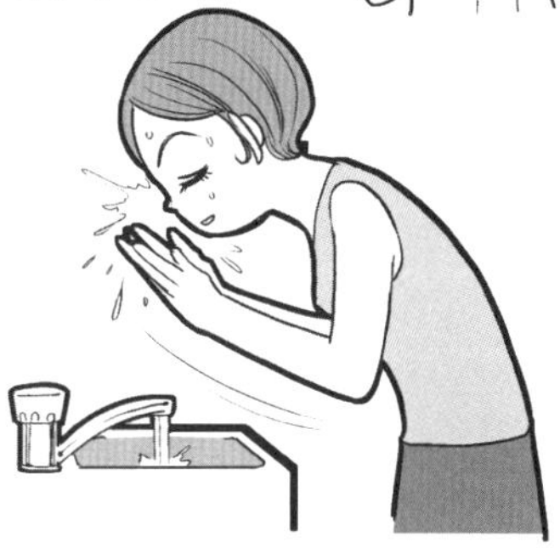

1 過度清潔

１天洗好幾次臉，過度地刷洗、沖水清潔臉部的話，會將皮膚原本的潤澤成分過度去除，此外還會損傷角質層。

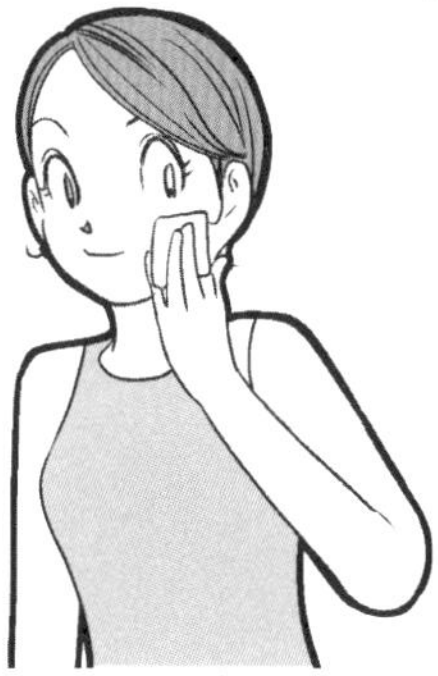

2 過度摩擦

按摩或是用沾有化妝水的化妝棉摩擦及拍打的話，會造成皮膚負擔，造成肝斑等色素沉澱或小細紋。

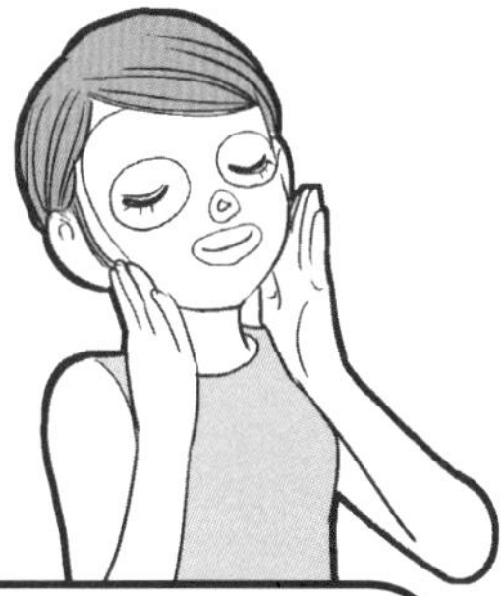

3 過度保濕

為角質層補充過度水分的話，角質層吸水膨脹後反而會變乾。此外油脂過多時皮膚常在菌將異常增殖，導致發炎或青春痘。

這些症狀就是過度保養後所響起的SOS警報

- ☐ 粗糙、出現粉屑、臉部緊繃。
- ☐ 毛孔變大、臉部油膩。
- ☐ 發炎且臉部變紅。
- ☐ 皺紋或細紋變得十分明顯。
- ☐ 塗抹化妝品會刺痛。

別將皮脂及角質完全去除，休假時「什麼都不做就是在保養」

護膚方式中，會對皮膚造成最大負擔的就是洗臉，因此洗臉時應手法輕柔，才不會造成皮膚負擔，又能保留皮脂及角質。倘若將皮脂甚至角質連根拔除的話，皮膚會變得疲弱不堪。

話雖如此，但洗臉還是有其必要性，例如將一整天因化妝而形成的油汙洗乾淨的時候。彩妝品內含的油脂，在經過一段時間便會氧化，是形成皮膚損傷的主要原因。卸妝請善加使用可去除油垢的卸妝用品，以及可洗去皮脂等汙垢的洗面乳。

對皮膚而言，最佳的護膚方式就是什麼都不要做。無論醫藥用品、基礎化妝品再怎麼進步，都無法超越皮膚與生俱來的「皮脂膜」、「天然保濕因子」、「角質細胞間脂質（腦醯胺）」這3種天然保濕成分。當膚況不佳時，建議平日需要化妝的人，在週末或休假時先暫停護膚。

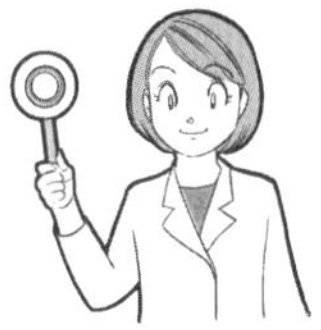

洗臉方式

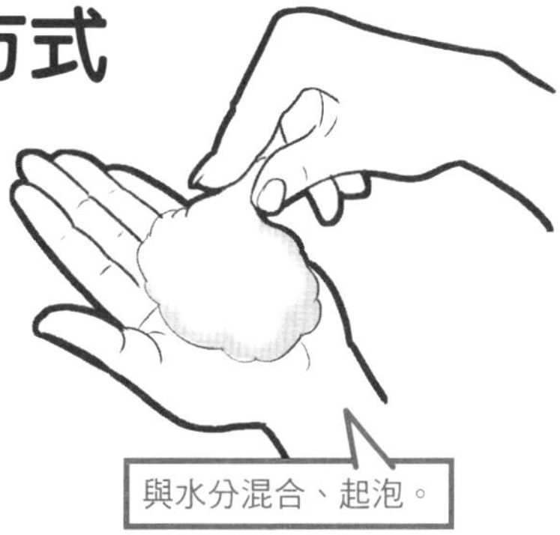
與水分混合、起泡。

① 產生多一點的泡沫

先用32℃左右的溫水將臉稍微沾濕，取適量洗面乳於手上，再加入少量溫水，搓出細緻且有彈力的泡沫。

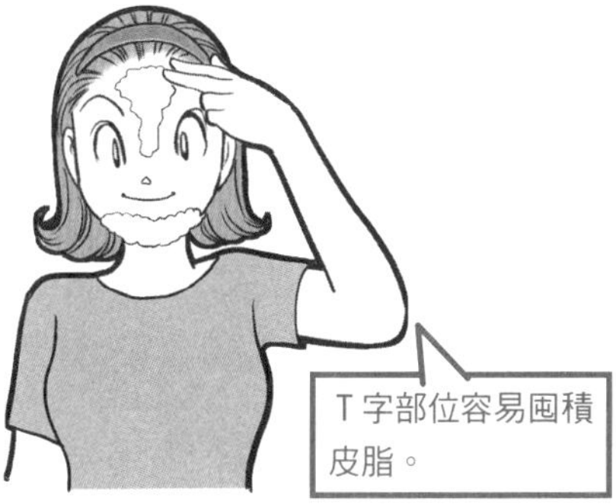
T字部位容易囤積皮脂。

② 與皮膚融合，避免摩擦

皮脂量多的部位、鼻子與額頭至鼻子的T字部位、下巴至臉頰的U形部位都要抹上泡沫，並使用指腹與汙垢加以融合。尤其眼周需多加留意，避免摩擦。

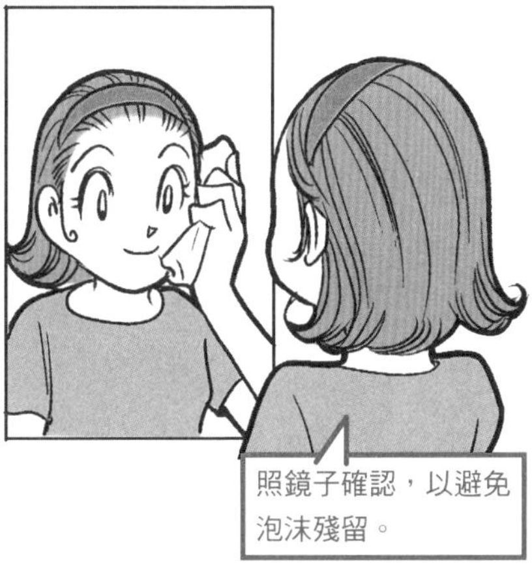
照鏡子確認，以避免泡沫殘留。

③ 迅速沖洗乾淨，再用毛巾輕輕擦乾

用手舀起溫水沖洗10～15次左右。髮際處以及臉部輪廓處都要避免泡沫殘留。最後再用毛巾輕輕擦乾，避免水氣殘留。

早上洗臉時不需要使用肥皂，
請盡可能保留皮脂及保濕成分，
讓皮膚的防禦機能保留一整天，以發揮其作用。

用38～40℃溫水放鬆身心，但是嚴禁泡澡時間過久！

大家在泡完澡後，是否有過「臉部很緊繃」的感覺呢？一般認為沐浴可以為皮膚帶來潤澤，但是事實上，皮膚水潤的狀態僅限於剛洗好澡的時候。沐浴後15分鐘，皮膚就會陷入比入浴前更為乾燥的狀態。

當防禦機能衰退時，沐浴也會形成強烈的刺激，因此除了留意「過度清洗」、「過度摩擦」外，也需注意「熱水溫度」、「浸泡在熱水裡的時間」。長時間浸泡在超過42℃的熱水時，角層會吸水膨脹，並在角質之間形成縫隙，許多皮膚及角質層的保濕成分將從這些縫隙溶解釋出，使皮膚變乾。

如要預防皮膚乾燥，泡澡的建議溫度為38～40℃，泡在感覺「有點溫溫的」溫水裡幾分鐘即可。沐浴後，請將全身徹底擦乾。腋下至胸部側面、腳跟及腳趾之間也別忘了。50歲以上的人，因下半身的皮脂分泌會有減少的傾向，因此跟乾燥肌一樣，請在沐浴後馬上進行保濕工作。

泡澡方式

乾燥肌沐浴後的保護絕竅

- ☐ 使用38～40℃的溫水，嚴禁泡澡時間太長。
- ☐ 沐浴後充分擦乾，頭髮也要馬上吹乾。
- ☐ 保濕護膚工作，需在沐浴後約15分鐘內完成。

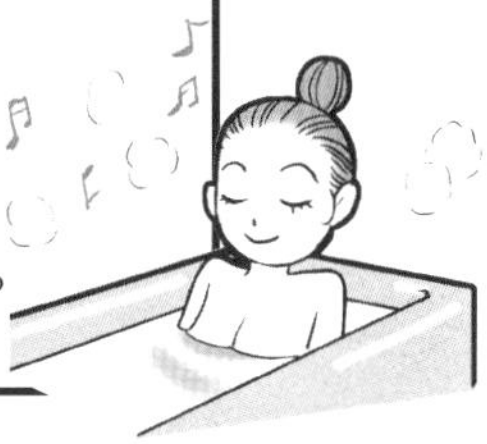

只要浸泡在溫水裡，輕柔地撫摸皮膚，身體上絕大多數的汙垢就能去除。沐浴可消除一整天的疲勞，在放鬆身心方面也是成效頗佳。

沐浴後皮膚會變乾

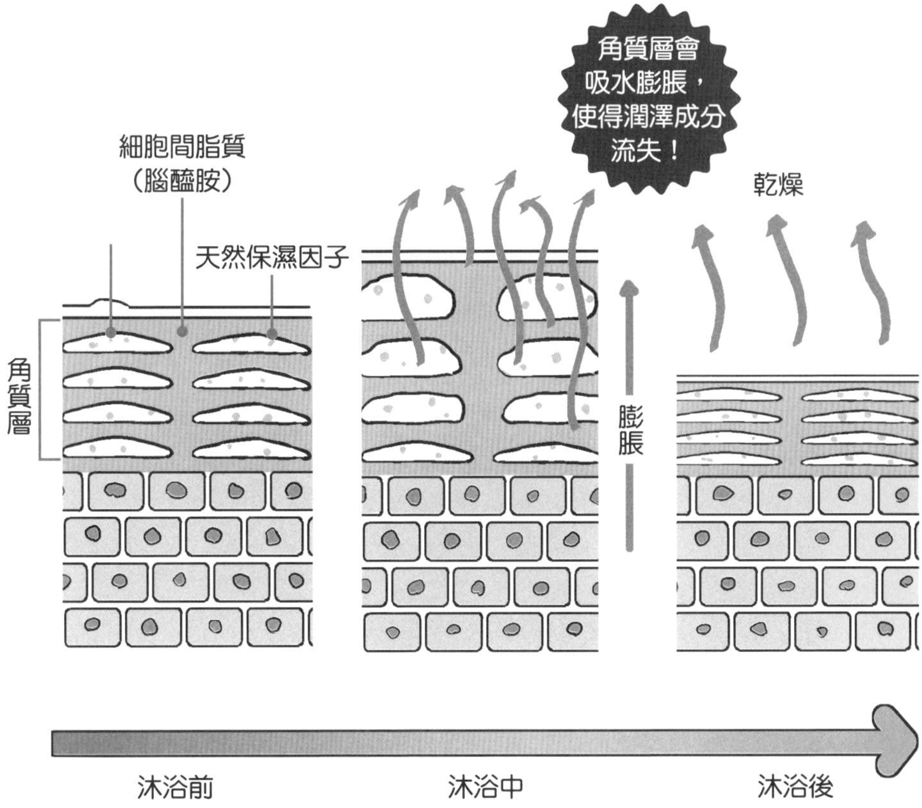
角質層會
吸水膨脹，
使得潤澤成分
流失！
細胞間脂質
（腦醯胺）
天然保濕因子
角質層
膨脹
乾燥
沐浴前
沐浴中
沐浴後

沐浴

洗髮方式

透過第1次洗髮洗去大部分的汙垢。

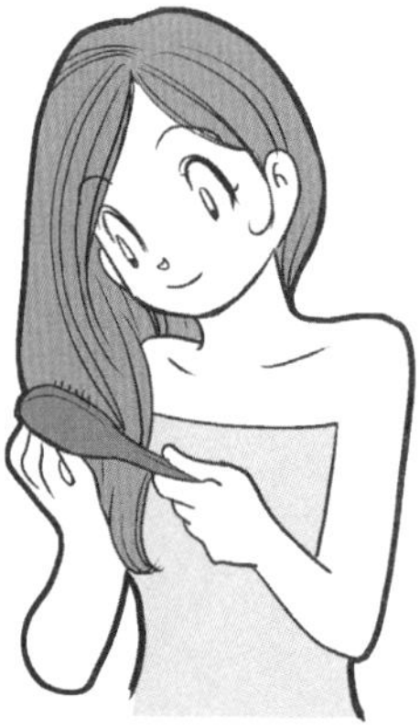

1 梳頭及第 1 次洗髮

將頭髮稍微梳開，再將頭髮及頭皮沾濕，進行第 1 次洗髮。藉著梳頭髮先去除大部分的汙垢，使洗髮精能更好起泡。

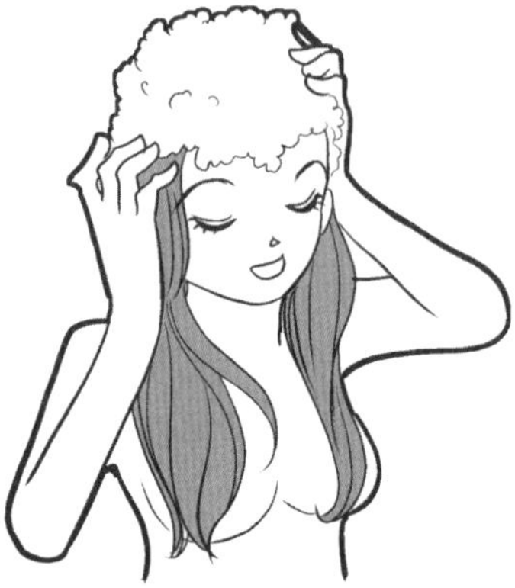

2 充分起泡，再清洗頭皮及頭髮

取適量洗髮精於手掌上，充分起泡後沾在頭髮上，避免立起指甲，而是用指腹輕柔地摩擦頭皮加以清洗，頭髮與頭髮也要避免相互摩擦。

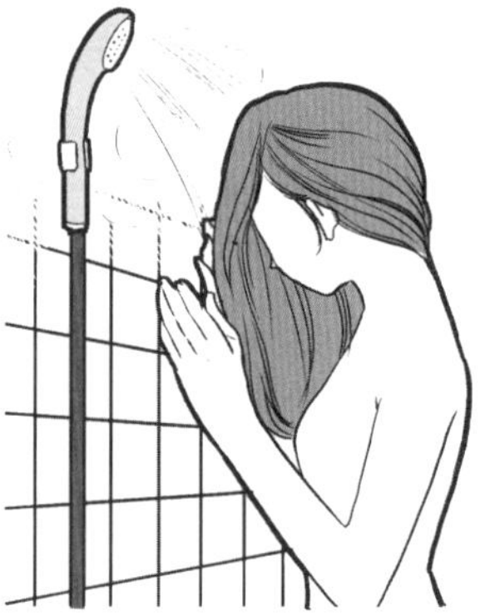

3 徹底沖洗乾淨

耳朵後方的髮際處容易有泡沫殘留，需仔細沖洗乾淨。洗髮後用毛巾按壓充分擦乾水分，馬上吹乾。

⇩

使用潤絲精時，
先用手掌抹開後再沾在頭髮上，
避免直接接觸到頭皮。
使用吹風機時請距離12㎝以上。

沐浴　洗澡方式

避免用力刷洗，用手輕柔洗淨即可。

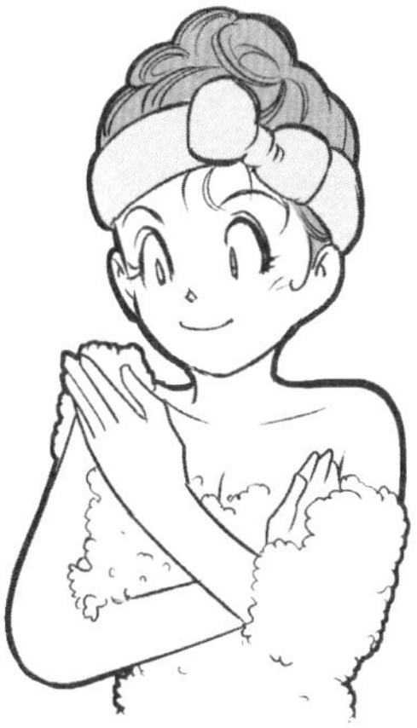

❶ 充分起泡，再用手快速清洗

將肥皂充分起泡，再用手以撫摸的方式清洗身體，避免用力摩擦。

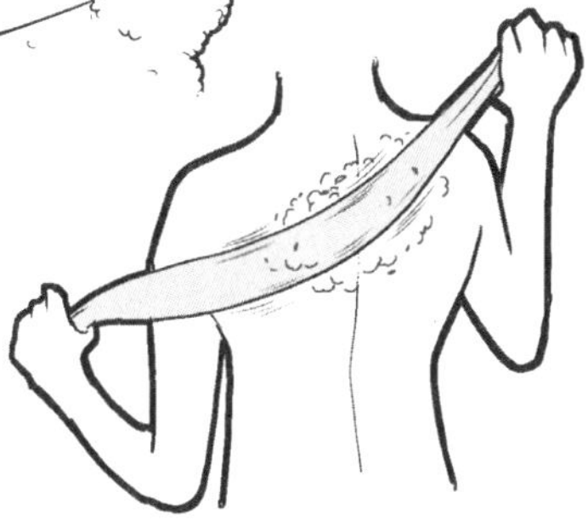

❷ 後背用毛巾清洗

手碰不到的後背可用天然素材的柔軟薄毛巾，輕柔地清洗乾淨。

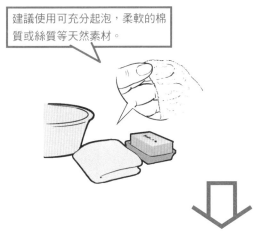

建議使用可充分起泡，柔軟的棉質或絲質等天然素材。

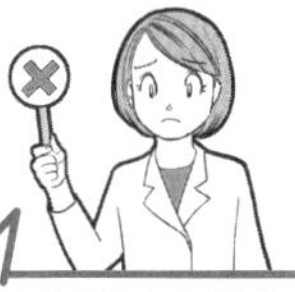

以尼龍毛巾用力刷洗會損傷皮膚，有時恐造成色素沉澱或變黑！

⇩

汗水及灰塵用溫水沖洗即可去除。
頭部、腋下及胯下等毛髮較多的部位、
以及皮脂容易分泌的臉部、胸部及後背、
容易弄髒的手腳要仔細清洗。

沐浴

洗腳方式

每天都要保養，預防香港腳及惡臭。

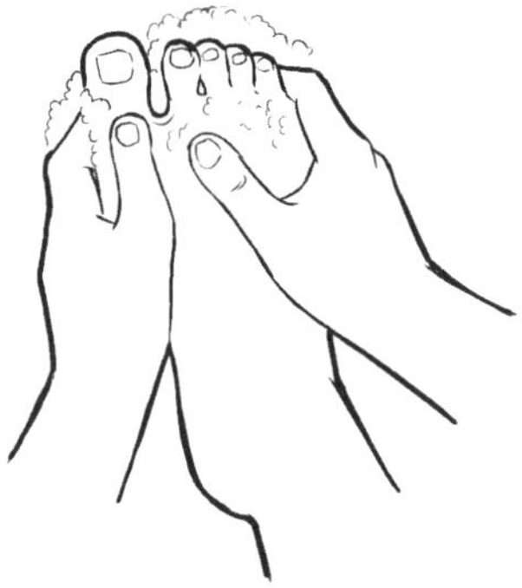

1 用肥皂清洗趾縫

將肥皂充分起泡後，用手清洗雙腳側面及腳底。腳趾需 1 根根掰開來，輕柔地清洗乾淨。

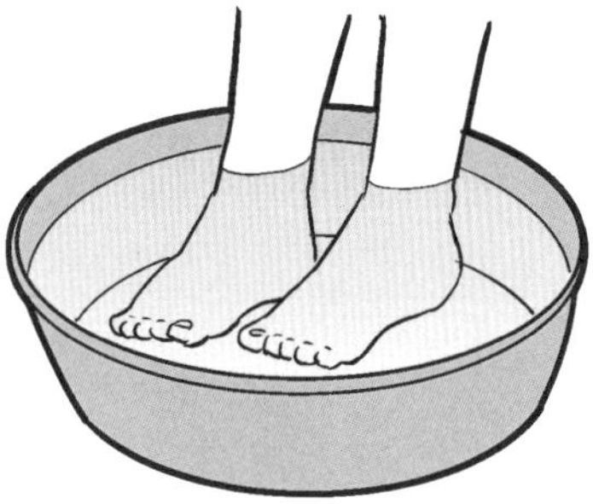

2 不洗澡的日子需進行足浴

腳部容易有細菌繁殖，因此不洗澡的日子需進行足浴。足浴可有效促進血液循環、改善腳部冰冷現象。足浴後也要記得將水分完全擦乾喔！

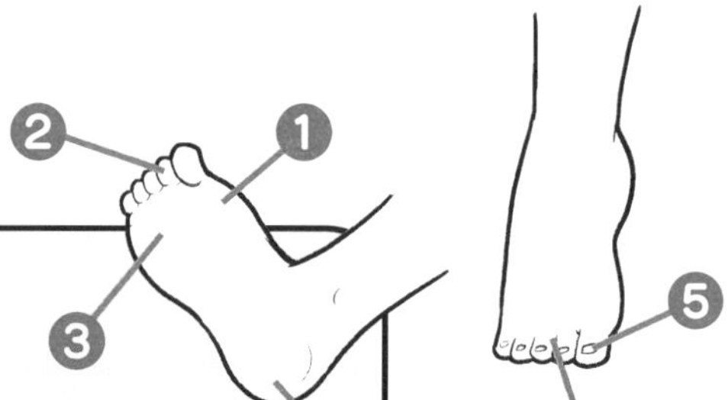

檢查看看腳部的狀態

- ☐ 鞋子會不會磨腳(❶)
- ☐ 有沒有抓傷(❷)
- ☐ 有沒有長繭或雞眼(❸)
- ☐ 腳跟有沒有變厚或裂開(❹)
- ☐ 趾甲有沒有變色或變形(❺)
- ☐ 腳趾間有沒有泛紅脫皮(❻)

沐浴

後腳跟的保養

角質護理時需留意的重點。

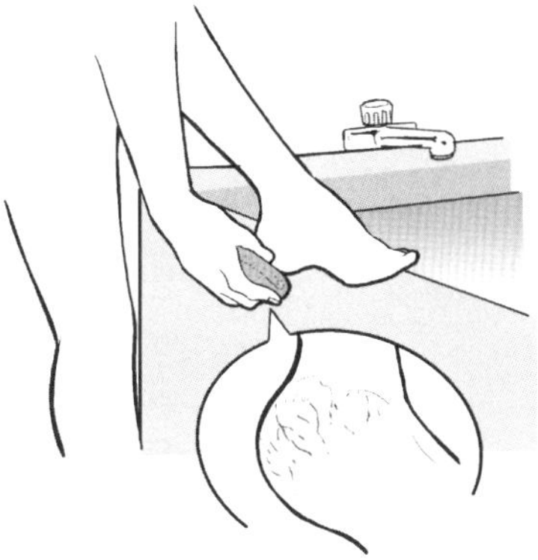

1 沐浴時「禁止」進行角質護理

沐浴時角質會吸水膨脹，因此容易過度去角質。請在沐浴前、角質乾燥的狀態下，將表面稍微磨除即可。

2 用浮石或銼刀進行角質護理時，需「放輕力道」

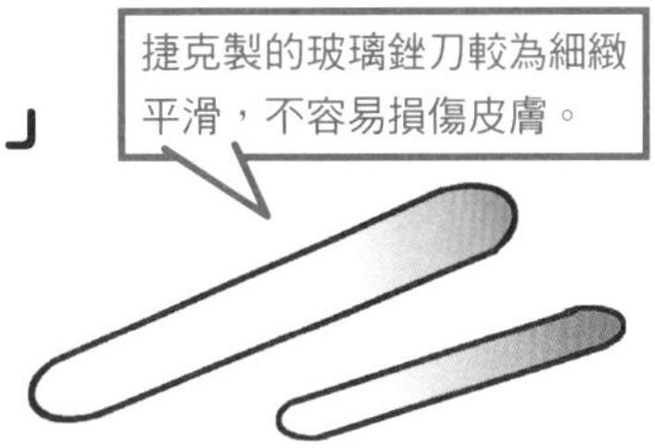
捷克製的玻璃銼刀較為細緻平滑，不容易損傷皮膚。

浮石或金屬製的銼刀所造成的摩擦刺激較為強烈，過度摩擦恐損傷皮膚，因此摩擦時請放輕力道。

3 使用去角質足膜護理時，「要特別當心」

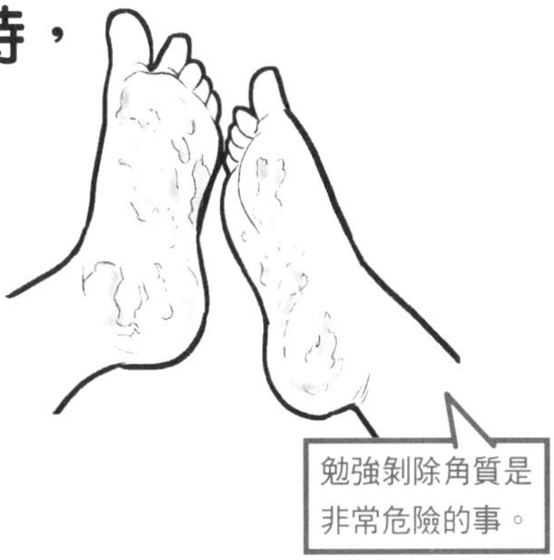
勉強剝除角質是非常危險的事。

讓藥品滲透腳部皮膚的去角質足膜非常受歡迎，但是角質狀態不佳時會造成發炎、導致皮膚出問題。

⇩

很多人在沐浴後、進行角質護理時，
一開始動手剝下腳皮就會欲罷不能，
請留意過度保養的問題。

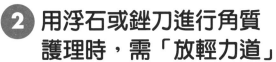

皮膚科開立的保濕藥膏，要視為每天護膚的一環

至皮膚科求診，在發炎症狀治癒後、或是皮膚嚴重乾燥時，醫師有時會開立保濕藥膏。保濕藥膏要作為每天護膚的一環，加以塗抹使用。

最代表性的保濕藥膏共有下述3種：

●油脂性軟膏：例如白色凡士林、PUROPETO等等。不含水，藉由油脂覆蓋角質層加以保護及保濕。

●含尿素外用藥膏：UREPEARL、PASTARON等等。尿素可使角質層內含水分，也具有溶解角質的作用。塗抹在粗糙的手部等發炎部位後，有時會有刺激感，所以要特別留意。

●含類肝素外用藥膏：喜療妥乳液（Hirudoid Lotion）等等，為乾皮症、凍傷、血液循環不良等症狀所開立的處方。特徵為刺激性低，保濕力高，方便使用於全身。

使用市售的基礎保養品

保養品請選擇值得信賴的廠商，少香料且少色素的低刺激性產品。

❶ 類似汗水的「化妝水」

化妝水的作用，就是補充皮膚的水分。化妝水會藉由滲透至角質層，提高後續基礎化妝品的功效，也容易保濕。

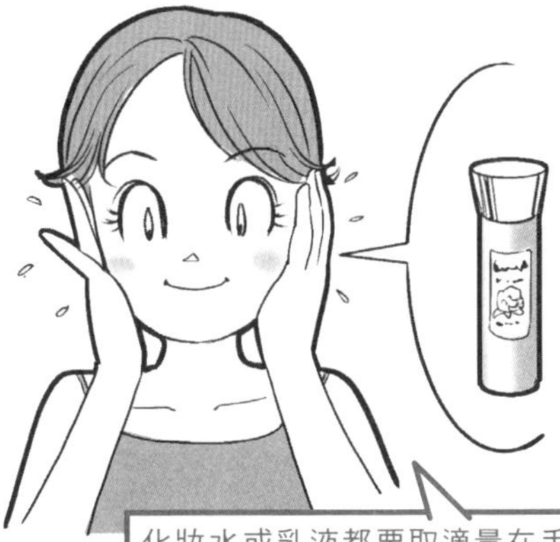

化妝水或乳液都要取適量在手上，然後均勻塗抹在整個臉部，並用手掌按壓10秒左右，藉由手的溫度讓浸透效果更佳。

❷ 界於汗水與皮脂之間的「乳液」

含有適度的油脂，具有預防水分從皮膚蒸散的作用。另有玻尿酸及腦醯胺等保濕成分含量較多的「精華液」。

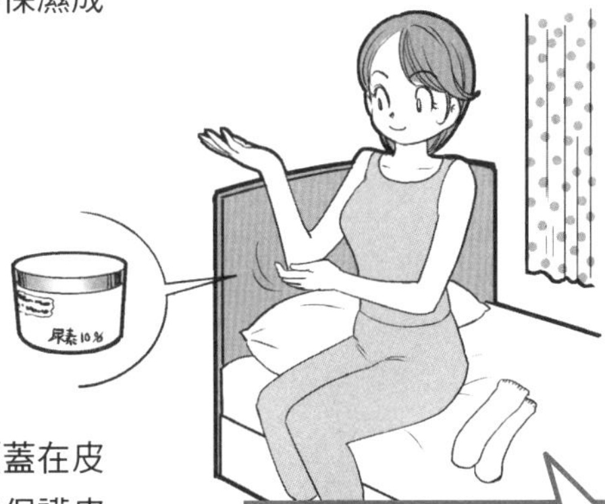

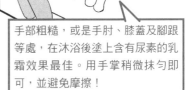

❸ 類似皮脂的「乳霜」

乳霜的油脂較乳液多，可平滑地覆蓋在皮膚上。具強力保濕效果，可長時間保護皮膚避免乾燥。

手部粗糙，或是手肘、膝蓋及腳跟等處，在沐浴後塗上含有尿素的乳霜效果最佳。用手掌稍微抹勻即可，並避免摩擦！

保濕工作並沒有規則可言，
但需注意不要過度保濕的，並視當天的皮膚狀態，
使用不同的保濕方式加以護理。

嚴禁內衣褲或衣物摩擦，請選擇不會刺癢的天然材質！

搔癢、以及導致症狀惡化的主要因素，都與內衣褲、衣物摩擦所造成的刺激有關。事實上單是穿著內衣褲及衣物，就會因為走路或坐下等動作，使布料摩擦到皮膚，造成損傷及皮膚負擔。

想要減輕內衣褲及衣物的刺激，最重要的就是材質的挑選。先觀察纖維編織方式以及織線的起毛狀態，再選擇不會刺激皮膚的製品。挑選時可以試著用手背觸碰布料，摩擦幾次確認觸感。

大部分的化學纖維吸濕性不佳且極為速乾，容易使皮膚乾燥；再加上容易形成靜電，因此會使人感覺刺癢，而越是乾燥就越容易產生靜電，變成惡性循環。發熱貼身衣褲會聚熱，有時會引起搔癢及汗疹。此外，衣物的縫線或是標籤，有時也會令人發癢。因此會直接與皮膚接觸的衣物，最好選擇刺激性少的棉質或絲質等自然材質為佳。

改善會導致搔癢的內衣褲

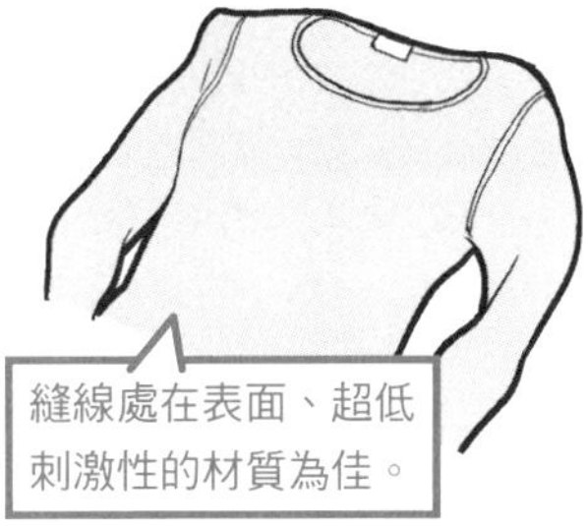
縫線處在表面、超低刺激性的材質為佳。

1 吊帶背心、內衣

選擇肌膚觸感佳，且吸濕透氣效果好的棉質或絲質等天然材質，且流汗後應勤於更換。

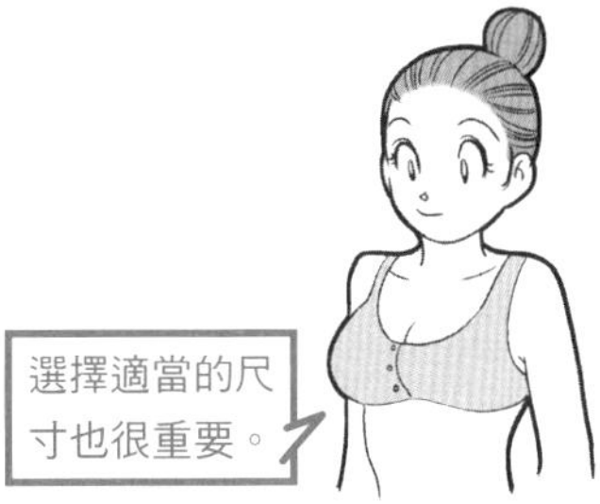
選擇適當的尺寸也很重要。

2 不易摩擦的胸罩

諸如肩帶的鬆緊帶、下胸部位的鋼圈、硬質布料、後背的金屬扣環等等，都會引起搔癢。請穿戴符合身材尺寸的產品。

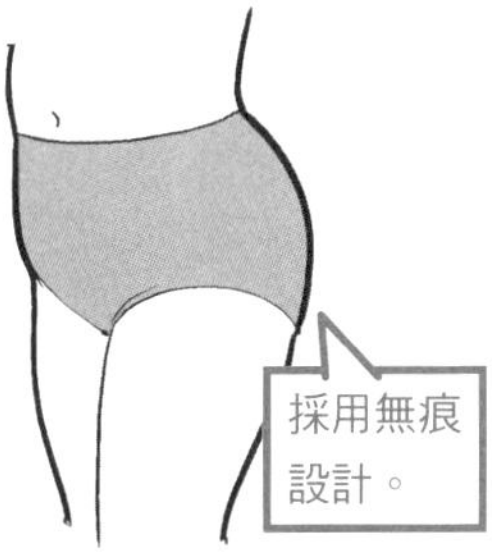
採用無痕設計。

3 沒有鬆緊帶及縫線的內褲

腰部或褲口的鬆緊帶或蕾絲、反折部位的厚度或縫線都會刺激皮膚，導致搔癢。目前市面上已有推出排除上述情形，對皮膚十分溫和的內褲了。

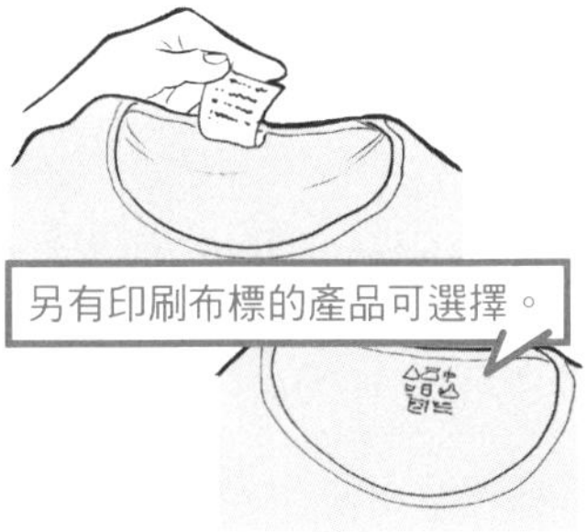
另有印刷布標的產品可選擇。

4 拆除布標

標籤要連同縫線全部剪下來拆除。最近有越來越多品牌採用印在衣服上的「印刷布標」，減輕對皮膚的刺激。

用心減少內衣褲及衣物所造成的摩擦，
選擇不刺激皮膚的衣服。

預防紫外線全年無休！但是過度防禦並不健康

目前已知紫外線（UV）[※]會對皮膚造成各種傷害，對於健康面的風險也相當高。紫外線是陽光內含的光線之一，長波長紫外線（UV-A）並不會對皮膚造成迅速且劇烈的損害，但是因具有會滲透到皮膚底層的特性，因此會作用在真皮及血管上，帶給皮膚累積性的損傷，例如在日曬沙龍所照射的就是UV-A。

中波長紫外線（UV-B）則會在幾小時後就開始引發變紅的「日曬發炎反應」，以及幾天後變黑的「色素沉澱反應」。紫外線所造成的累積性損害，將導致斑點、皺紋及鬆弛等皮膚老化現象。

即便是陰天，紫外線也會高達8成，且柏油路、水面等等的反射，也會使人照射到紫外線。耳朵、頸部後方、肩膀、腳背等等，經常被我們忽略防曬的部位，需留意在不知不覺間曬傷的問題。但是極端恐懼紫外線而躲在家裡，或是全身包得密不通風等過度防禦行為，不論是對於身體或心靈都不健康，防禦紫外線也請適可而止。

※UV：紫外線（ultraviolet的簡稱）。

每個人的皮膚都不耐曬！「3種皮膚類型」

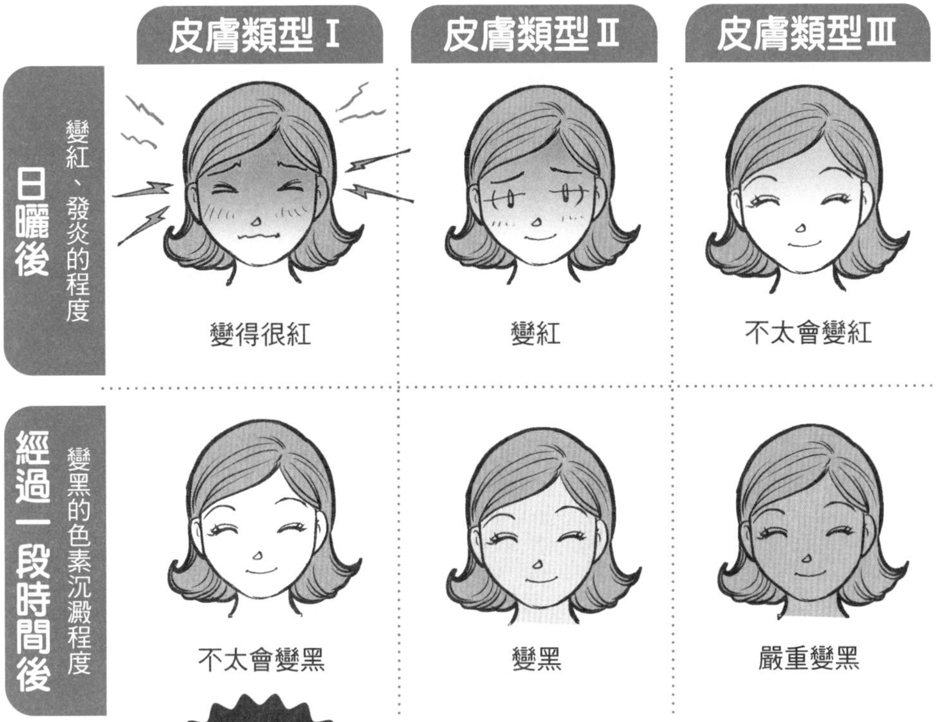
皮膚類型 I
皮膚類型 II
皮膚類型 III
日曬後
變紅、發炎的程度
變得很紅
變紅
不太會變紅
經過一段時間後
變黑的色素沉澱程度
不太會變黑
變黑
嚴重變黑

肌膚類型I尤其需格外注意！

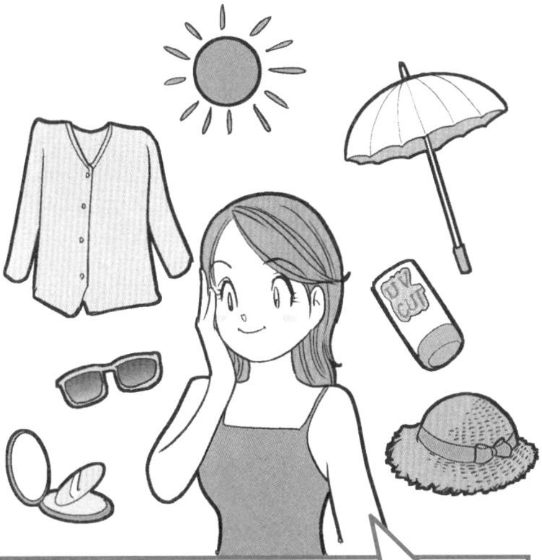
UV CUT

防禦紫外線是基本工作！四季都要小心!?

紫外線最強的季節為 5 ～ 8 月，一天中則以上午10點～下午 2 點左右紫外線會處於高峰。防禦紫外線的工作要養成習慣，每天都要防曬。

利用帽子（帽簷在 7 ㎝以上）、陽傘、太陽眼鏡、衣物（長袖）、防曬產品※等等來加以防禦。

※防曬產品：防禦UV-A應選擇「PA」高、UV-B應選擇「SPF」高的產品，才能發揮功效。

應留意均衡飲食、優質睡眠、適度運動！

想要維持皮膚的健康，除了進行適當的保養，切記同時還需做到「均衡飲食」、「優質睡眠」、「適度運動」，用心維持規律的生活。

飲食的基本原則，就是均衡攝取各種營養素※，且份量要恰當。藉由均衡的飲食調整體內環境，包括營養素的消化、吸收、儲存、排洩，才能維持健康的皮膚。單吃水果或蔬菜等偏食的飲食內容，除了營養會不均衡外，也會導致皮膚新陳代謝所需的蛋白質不足。

睡眠不足或是日夜顛倒的生活，都是青春痘等皮膚問題惡化的因素之一。修復受損的皮膚、促進新陳代謝的成長賀爾蒙，通常會在睡眠期間大量分泌，據說尤其在入睡後的3～4小時，是最容易分泌的時段。請維持早睡早起的生活，以獲得優質的睡眠。

適度運動也是能有效解除壓力的方式，散步就是輕而易舉的運動之一。找出適合自己的運動，持之以恆地進行下去吧！

※各種營養素：碳水化合物、蛋白質、脂質、維生素、礦物質、食物纖維等等。

改善生活習慣

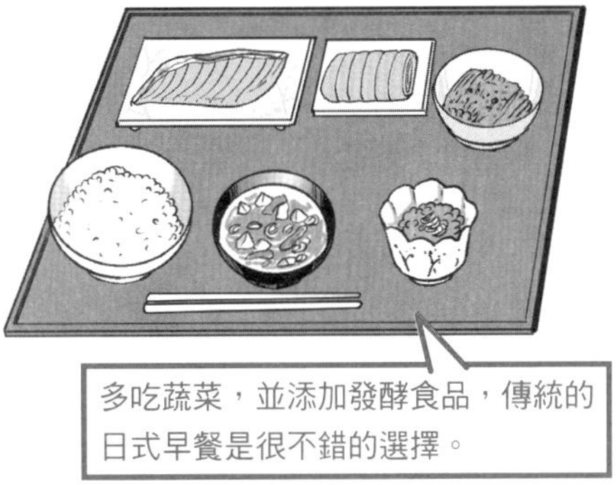
多吃蔬菜，並添加發酵食品，傳統的
日式早餐是很不錯的選擇。

❶ 每天吃早餐

早餐是 1 天活力的來源，應養成吃早餐的習慣，並請留意鹽分過度攝取的問題。

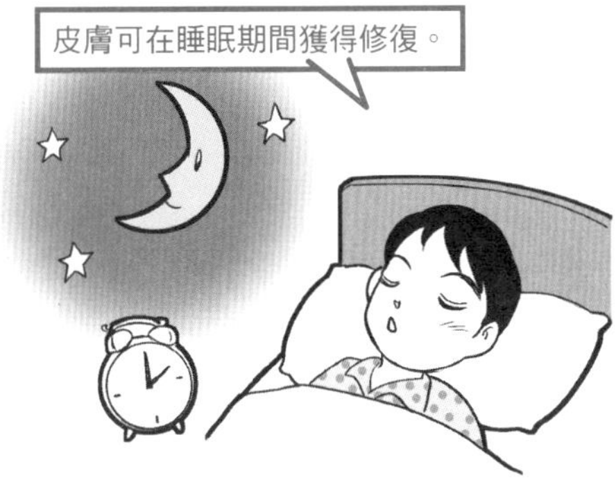
皮膚可在睡眠期間獲得修復。

❷ 保持充足睡眠

據說入睡後的 3 ～ 4 小時，是最容易分泌出成長賀爾蒙的時段。想要熟睡的人，可在鑽進被窩前 2 ～ 3 小時沐浴。

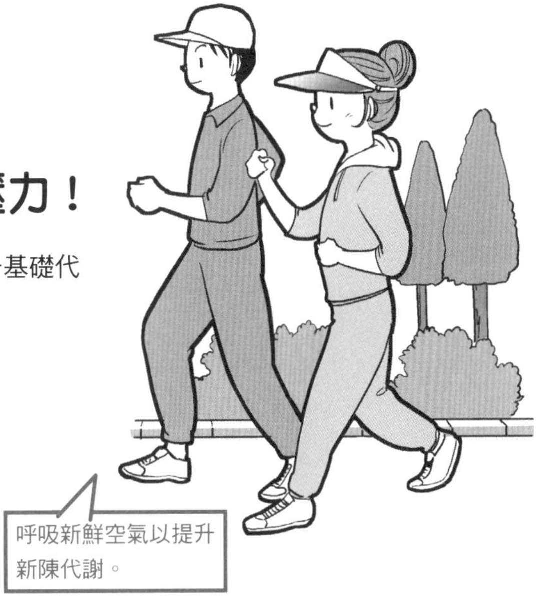
呼吸新鮮空氣以提升
新陳代謝。

❸ 適度運動消除壓力！

藉由活動身體促進血液循環、提升基礎代謝、消除壓力。

深呼吸可放鬆身心

人都會有壓力，壓力是讓皮膚問題惡化的因素之一，有時也會誘發搔抓行為，因此對於有些人來說，消除壓力，就會變成解決皮膚問題的關鍵。想要消除壓力，不妨安排轉換心情或是放鬆的時間，例如鑑賞音樂或電影、外出散步或旅行等等。

感覺到壓力時，或是出現想要搔抓的衝動時，請先試著緩緩地深呼吸，事實上，這就是消除壓力最簡單的方式。在放鬆的狀態下，通常會自然而和緩地深呼吸，但是感到壓力時，呼吸就會變淺，呈現過度呼吸的狀態。

緩緩地深呼吸可緩解交感神經的緊張，使心情放鬆。正確的呼吸方式還能調整血壓、心跳數、發汗等等體內平衡，也能有助消化，為健康帶來助益。

簡單的放鬆方式！

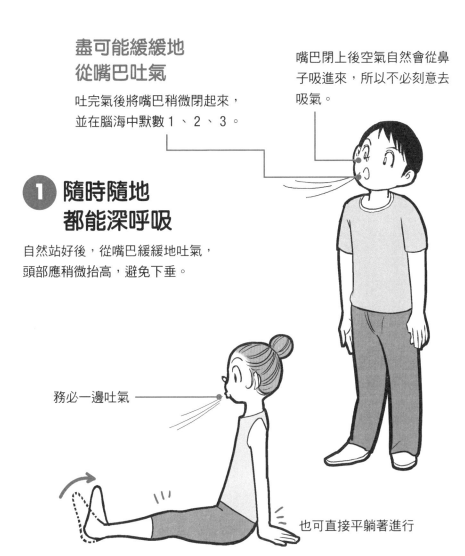

盡可能緩緩地
從嘴巴吐氣

吐完氣後將嘴巴稍微閉起來，
並在腦海中默數1、2、3。

嘴巴閉上後空氣自然會從鼻子吸進來，所以不必刻意去吸氣。

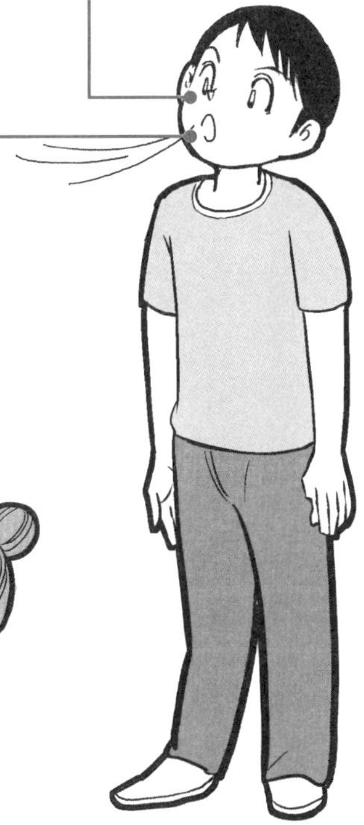

❶ 隨時隨地都能深呼吸

自然站好後，從嘴巴緩緩地吐氣，
頭部應稍微抬高，避免下垂。

務必一邊吐氣

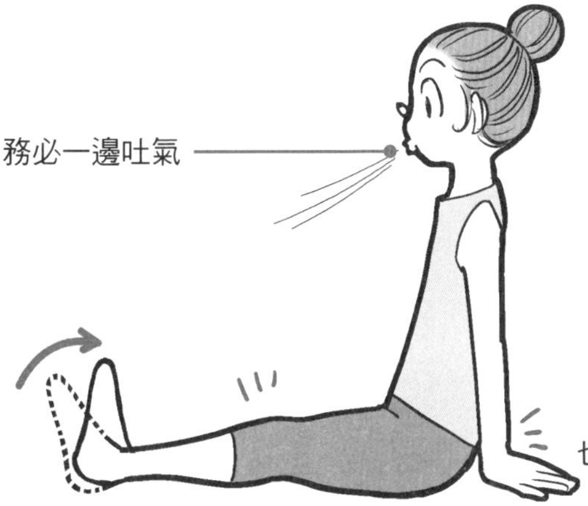

也可直接平躺著進行

❷ 睡前簡單拉筋

覺得很累時，不妨來拉拉筋吧！一邊緩緩地吐氣，一邊將腳踝用力地往自己的方向彎曲，維持這個動作，數1、2、3後放鬆。重覆上述動作2～3次後，下肢會變得輕快。當身心都放鬆後，就能好好入眠了。

皮膚科醫師才知道的事
希望患者正確了解的事

皮膚科在診斷時，會以聆聽患者描述、觀察皮膚症狀為主，可以說皮膚科醫生全憑肉眼在看病。雖然醫師和患者看的是一樣的東西，但是觀察的角度並不相同，因為醫師是在釐清症狀的要因，有時還必需去推測「患者之前究竟做了什麼，才會演變成這種症狀」，才能決定如何加以治療。因此我認為皮膚科醫師的職責，就是讓無形的東西變得可視化。

我是專門診治皮膚身心症的精神皮膚科醫師，大家雖然聽說過身心症這個名詞，但是似乎會與精神官能症混淆，或是誤解成心理疾病，對於身心症並不十分了解。

所謂的皮膚身心症，就是發病及演變與壓力具有密切關係的皮膚病。也就是說，精神皮膚科醫師除了治療皮膚症狀之外，還會照顧到心理層面。大家通常認為身心症的人是因為無法承受壓力才會生病，但是皮膚身心症卻稍有差異。身心症是無論能否承受壓力都會忍耐下來，壓抑壓力並自我吸收，因此是認真努力的人才會罹患的疾病。

如為成人的異位性皮膚炎，或青春痘等慢性的難治性皮膚病，單純治療皮膚症狀大多很難有所改善，因為由壓力所誘發的成癮性搔抓行為與皮膚病的發作、惡化、復發息息相關。

但是，目前極少有醫療院所會將皮膚病視為身心症加以診療，因此我希望藉由本書，能讓大家了解會伴隨搔癢的皮膚病，其實容易受壓力所影響，可視為身心症的一種疾病。
來求診的患者中，有不少人表示因為癢到睡不著才會來求診，經我詳細詢問過後，發現其實很多都是為了家庭或工作的問題在煩惱。
雖然人具有勤勉且刻苦耐勞的優點，但是累了就該休息一下，受挫時就該找人吐吐苦水才對，讓朋友為你打打氣，再重新打起精神來。偶而不妨關心一下自己「是不是累了？」盡量減少不斷地自我要求，「沒必要凡事都得面面俱到」。

小林皮膚科醫院院長　小林美咲

●監修者簡介

小林美咲(KOBAYSHI. MISAKI)

小林皮膚科醫院院長
醫學博士、取得日本皮膚科學會認證、皮膚科專科醫師、取得日本東洋醫學會認證、中醫專科醫師。

為皮膚科身心症第一把交椅，經常從事學會演講及醫療專業書籍著作等等。診療時的最大特色是會同時考量心理及社會層面，深受當地居民，包括嬰幼兒乃至於高齡者的信賴，並在口耳相傳下備受各地患者的信任。

●簡歷

西元 1977 年　東京醫科齒科大學醫學部畢業
西元 1983 年　東京醫科齒科大學醫學部皮膚科研究所結業　取得醫學博士
　　　　　　　東京醫科齒科大學附屬醫院皮膚科、都立墨東醫院皮膚科任職
西元 1987 年　小林皮膚科醫院開業
西元 2009 年　東京女子醫科大學東醫療中心皮膚科兼職講師
日本臨床皮膚科醫會常任理事、日本皮膚科身心醫學會理事

●所屬單位

日本皮膚科學會、日本臨床皮膚科醫會、日本研究皮膚科學會、日本小兒皮膚科學會、日本東洋醫學會、日本臨床中醫會、日本外來精神醫療學會、日本成癮行為學會

●参考資料

《日本皮膚科学会雑誌》(日本皮膚科学会)、《臨床皮膚科》(医学書院)、《アレルギー・免疫》(医学ジャーナル社)、《臨牀看護》(へるす出版)、《医局》(南山堂)、《ストレスと臨床》(フジメディカル出版)、《かゆみ最前線》宮地良樹 . 生駒晃彥編輯(メディカルレビュー社)、《皮膚に聴く　からだとこころ》川島真著(PHP 研究所)、《スキンケアの科学》田上八朗著(南山堂)、《美容皮膚科学》日本美容皮膚科学会監修(南山堂)、《皮膚科診断治療大系》(講談社)。

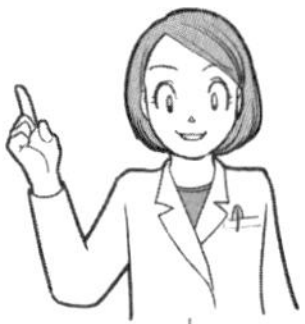

staff

監修 ■ 小林美咲
編輯 ■ 丁予涵
譯者 ■ 蔡麗蓉
潤稿 ■ 韓宇
校對 ■ Aliya
排版完稿 ■ 華漢電腦排版有限公司
封面設計 ■ FE DESIGN

樂健康53

止身體的癢

図解がまんできない! 皮膚のかゆみを解消する正しい知識とスキンケア

總編輯　林少屏
出版　睿其書房
發行　邦聯文化事業有限公司
地址　台北市中正區泉州街55號2樓
電話　02-23097610
傳真　02-23326531
電郵　united.culture@msa.hinet.net
網站　www.ucbook.com.tw
郵政劃撥　19054289邦聯文化事業有限公司
製版印刷　韋懋實業有限公司
發行日　2018年8月初版
港澳總經銷　泛華發行代理有限公司
　TEL：852-27982220
　FAX：852-27965471
　E-mail：gccd@singtaonewscorp.com

國家圖書館出版品預行編目資料

止身體的癢 / 小林美咲監修 ; 蔡麗蓉譯 .
-- 初版 . -- 臺北市 : 睿其書房出版 :
邦聯文化發行 , 2018.08
160 面 ; 17*23 公分 .--(樂健康 ; 53)
譯自 : 図解がまんできない ! 皮膚のかゆみを解消する正しい知識とスキンケア
ISBN 978-986-96375-6-5 (平裝)

1. 皮膚科

415.7　　107009966